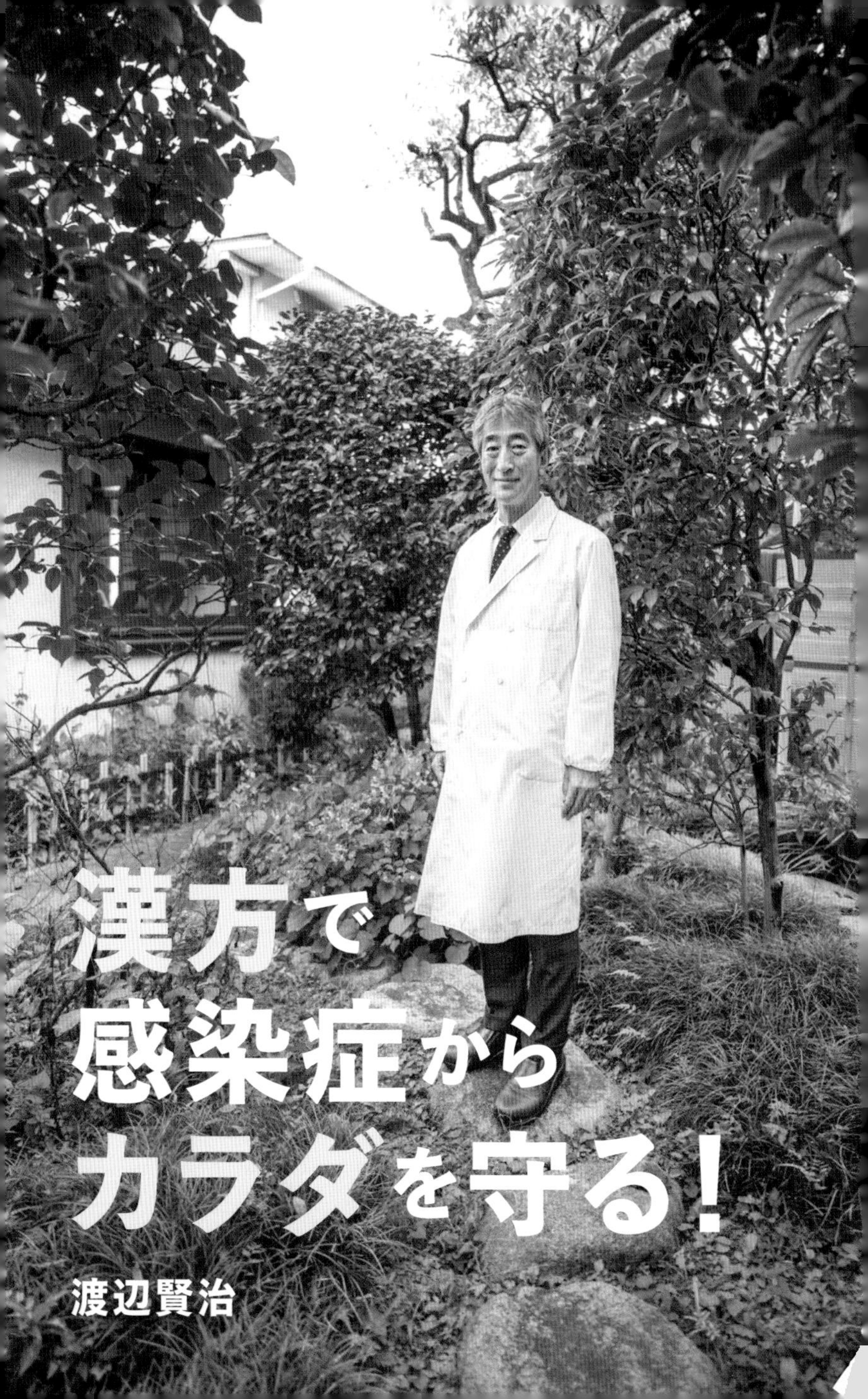

漢方で感染症からカラダを守る！

渡辺賢治

漢方で感染症からカラダを守る！

渡辺賢治

装丁　秋吉あきら

はじめに

新型コロナウイルス感染症が日本に流入してから、すでに1年以上が経過しました。2020年4月の第1波、7月から8月にかけての第2波、そして11月以降の第3波と、感染者の増減を繰り返すたびにピークは高く、山は大きくなってきました。

この本を書いていた2021年3月は、2度目の緊急事態宣言が解除されたところでしたが、首都圏を中心に新規患者数は下げ止まりか、増加の傾向が見られ、予断を許しません。案の定その後、4月の末から全国の各所に3度目の緊急事態宣言が発出されました。本書の編集作業を進めている6月30日の時点で、全国の入院治療を必要とする患者数は1万6240人、多くの医療資源が必要な重症患者は523人（ともに厚生労働省のデータ）と報告されています。

本来、コロナウイルスはありふれた風邪のウイルスです。しかし、今回の新型コロナウイルスはいろいろな意味で特殊です。初期の症状こそ、発熱や鼻水、喉の痛み、咳など、風邪やインフルエンザの症状とほとんど変わらず、およそ8割の人は無症状または軽い風邪症状のみの軽症で済みますが、約2割の人は肺炎を発症します。15％の人は肺炎があっても酸素吸入までの中等症ですが、5％の人は呼吸不全に陥り、人工呼吸器または体外式膜型人口肺（ECMO）がないと生命維持ができないほどの重症となります。死亡率は国によって差がありますが、およそ2～3％で、わが国では1・83％、世界平均は2・16％、ブラジルは2・8％です。

息苦しさや強いだるさなど、症状の激しさや個人差の大きさに特徴があり、治ってもさまざまな後遺症があることなども、普通の風邪とは異なります。高齢者や、循環器疾患、糖尿病などの基礎疾患のある人が重症化しやすいため、不安を抱えて日々を送っている人は少なくありません。

みなさんもご存じの通り、新型コロナウイルスの感染を防ぎ、流行を収束させるため、世界中で社会活動や日常生活が制限されるようになりました。通勤も、旅行も、外食も、以前のようにはできません。日本だけでなく、世界中で社会が様変わりを強いられています。ワクチンの接種は始まりましたが、今回のウイルスは、変異のスピードが非常に速いRNAウイルス（第1章で解説）であり、流行が始まった2019年12月以前の社会にいつ戻ることができるのか、現段階では予測がつきません。

私は医師として、東京・四谷の漢方医院で日々、診療に当たっています。

2020年4月、第1波の最中に初めて新型コロナウイルス感染者の治療を経験して以来、多くの感染者や、濃厚接触者の診療に当たってきました。また、最近ではいわゆるコロナ後遺症の患者さんも診療する機会が増えています。

結論から述べると、漢方薬の投与によって短期間で症状が軽快した例をたくさん経験しました。その一方で、治療が長引いた例も経験しました。しかし重症化した例はなく、濃厚接触者や、予防の漢方を服用した人が発症に至った例もありません。

漢方はウイルスそのものを標的として治療するものではなく、ウイルスを攻撃するのは、私たち自身が持つ生体防御能（発熱などの機能や免疫の仕組み。一般的には「生体防御機能」とも呼ばれる）であり、漢方による治療はその力を十分に引き出すことが目的です。

ですから、「新型コロナ感染症に対する漢方薬は何ですか?」と聞かれたら、「新型コロナに対する漢方薬はありません。生体防御能を高めることで、結果として新型コロナ感染症は改善します」と答えています。

本書の目的が、「漢方で新型コロナに勝てる」とか、「漢方は万能である」といった主張ではまったくないことを最初にお断りしておきます。

新型コロナウイルスであれインフルエンザであれ、ウイルスによる感染症を抑えるには、体のなかで猛烈なスピードで増殖するウイルスと、これを排除しようとする生体防御能との競争にかかっています。漢方における治療は、その競争において、生体防御能に加勢するものだとご理解ください。

その上で、私がウイルス感染者の治療に漢方を取り入れることを提言するのは、感染症対策として大きなメリットがあるからです。

すなわち、生体防御能を引き出すことを中心とする漢方治療は、病原微生物が不明の時点から使えるという点です。

新型コロナウイルスだけでなく、この先、流行が懸念される新たなウイルス性の感染症に対して、ワクチンや有効な薬剤が開発されるまでの間、時間を稼いで感染爆発させないよう一定の抑止力となることが期待できます。重症化が予防できれば医療崩壊を防ぐことにもつながります。未知の感染症に対しても、漢方により生体防御能の向上を図っておくことは非常に理に適《かな》っているのです。

この本では、まず序章で、今回の新型コロナウイルス感染症の漢方治療について私の経験を紹介して、漢方治療の目標や利点を解説します。最初の患者さんを診るまでの準備についても触れています。「実際に漢方で予防や治療をするにはどうするの？」という疑問をお持ちの方も、こちらからお読みください。

序章の内容をより理解していただくために、第1章では感染症と人間の長い関わりについて、第2章では漢方と感染症について説明しています。第3章では、感染症を遠ざけるための日常生活について漢方の観点から述べています。

お急ぎの方は序章と第3章から読んで、少し詳しく知りたいと思ったときに第1章、第2章を読んでいただいてもかまいません。

今回の新型コロナ感染症対策に限らず、漢方の考え方を生活のなかに取り入れることで、病気を遠ざけることが可能です。その根底には「病気になってから治療すればいい」ではなく、「病気にならないようにするにはどうするか」という発想の転換が大切です。

これは漢方で重視する「未病」という考え方にほかなりません。感染症にも生活習慣病にも対応する人類の知恵として「漢方のある暮らし」を実践していただけたら、著者としてこれ以上の喜びはありません。

2021年夏　渡辺賢治

目次

第1章　感染症の歴史と漢方

1　微生物との闘いは人類史そのもの

2 感染症に対峙してきた漢方

第2章　感染症に対する漢方治療

第3章　漢方で感染症に罹りにくい体を作る

第4章　もしも後遺症が残ってしまったら

序章

私が経験した「新型コロナウイルス」感染者の治療

「清肺排毒湯《せいはいはいどくとう》」を処方

今回のコロナ禍で、私が最初のPCR陽性者の治療に当たったのは、感染第1波の最中、2020年の4月中旬だった。

「10日間、39度以上の発熱が続いて、2日前にPCR検査をして、受診の日当日に陽性が判明した」という電話が修琴堂《しゅうきんどう》大塚医院（私のいる漢方医院）にかかってきたのである。当医院では初診となる50代の男性だ。

厚生労働省が時限措置を講じ、初診の患者さんでもオンラインや電話での診療が可能になった直後のことである。

この男性は、保健所では、全身状態が良好なため自宅待機を命じられて、近くの医院で出してもらった薬を飲んでいたそうだが、自分で入手したパルスオキシメーターで酸素飽和度が少しずつ低下していることが気になって連絡してきたとのことだった。

酸素飽和度とは、心臓から全身に運ばれる動脈血のなかの、ヘモグロビンの何%が酸素を運んでいるかという指標（正常値は96％以上とされる）である。だから、これが低下傾向であれば、ウイルスが増殖して肺胞の機能が低下しつつあることを示している。どこかの時点で急激に悪化する可能性のある、非常に危険なサインだった。

一般的な風邪のコロナウイルスは、咽頭《いんとう》（鼻の奥から喉の部分）で増殖するのに対し、新型コロナウイルスは肺胞で増殖することが知られており、顕著な咳がなくても肺炎が進行している可能性があるためだ。

この方には、感染経路、発症からの経緯、既往症、基礎疾患の有無に加えて、現在ある症状を詳細に訊いて、いつでも入院できる態勢を取ってもらいながら、「**清肺排毒湯**」という漢方薬を処方して自宅に届け、リモートによる治療となった。「**清肺排毒湯**」は、今回の新型コロナウイルス感染症に対応して、新たに中国で開発された薬である。

服薬した夜、今までにないくらい発熱し、咳が悪化、腹部膨満感《ぼうまんかん》がひどくなり、咽喉頭部が腫れた感じがしたそうだ。しかし翌朝になると気分がよく、本人が「もう治った」と自覚したとのこと。その日にはまだ38度台の発熱があったものの気分がよく、咳、咽頭の腫れ、腹部膨満感は治まったようだ。2日後には37度前後となり、そのまま解熱した。

「**清肺排毒湯**」は1週間、その後は「**補中益気湯**《ほちゅうえっきとう》（医療用の錠剤）」を1週間飲んでもらい、再び発熱することなく治療は終了。その後のPCR検査で、陰性を確認した。

治療中の2週間は毎日、症状、体温の変化に加え、パルスオキシメーターで酸素飽和度を自分で測ってもらい、電話かメールで報告してもらった。

発熱、咳、下痢、嘔吐といった不快な症状は、病原微生物を排除するために人類が獲得した生体防御能にほかならない。「**清肺排毒湯**」の服薬によって、一時的にこうした不快な症状が出て、後はすっきり治る、というのは、この薬が生体防御能を最大限に高めた証拠だった。この男性に漢方薬が〝効いた〟のである。

重症化の予防は漢方治療の目的のひとつ

先に挙げたのは「**清肺排毒湯**《せいはいはいどくとう》」が奏効したケースだが、同じ「**清肺排毒湯**」が劇的な効果を現さなかった例も経験した。そこが、漢方の特徴でもあり、難しいところでもある。「この病気にはこの漢方」という一対一の、いわゆる「病名投与」が通用しないのである。

「**清肺排毒湯**」を処方しても治療期間が長引いた例に共通するのは、あまり高熱が出ない高齢者や虚弱な女性に多いことだ。漢方でいう「虚証《きょしょう》」タイプの患者さんでは、解熱はするものの倦怠感《けんたいかん》、咳などが長引くことがある。最終的には後遺症もなく元気になるが、その間、症状の変化に伴ってさまざまな漢方薬を使った。

後でまた説明するが、「**清肺排毒湯**」は、処方されている生薬の配合を見ると「実《じつ》証《しょう》」タイプの患者さん向けの薬である。

「実証」とは体力が十分あって、元気がありあまるような状態を指し、症状の現れ方も激しくはっきりとしている。「実証」の反対が「虚証」で、体力や元気が足りない状態であり、症状もあいまいでさほど強く出ないことが多い。

そのため「虚証」の患者さんに対しては、「**清肺排毒湯**」ではなく「**藿香正気散**《かっこうしょうきさん》」や「**玉屏風散**《ぎょくへいふうさん》」といった漢方薬を処方した。症状の変化と、体温・酸素飽和度を毎日報告してもらったのは、どの患者さんも同じである。

「虚証」の方の場合、治療が長引いてPCR検査の結果が陰性化するまで6週間かかった例もあった。誰もが短期間で治ったわけではないのだが、重症化した例はなかった。重症化の予防という観点からは、確かな効果があったといっていい。

新型コロナウイルス感染症の治療に当たって私は、とにかく重症化させないことを第一の目標に置いた。重症化させなければ、残った症状は、時間の長短はあっても治癒することを経験している。

今回の新型コロナウイルス感染症で注意しなくてはならないのが、自覚症状や体温だけでは重症化の予測が不可能な点である。「午前中は平常だったのに、午後に急変して重症化した」「軽症だから自宅待機を命じられていたけれども、突然、重症化して死亡した」「入院するタクシーのなかで急変して死亡した」といった報道が相次いだように、急激な症状の悪化は、このウイルスの特徴である。

これは感染初期から肺胞で増殖し、間質性《かんしつせい》肺炎を起こすため、体が酸素を取り入れることが不可能になるからである。重症化予測には、体温ではなく、酸素飽和度しか頼れない。このため急性期の方を診療する場合には、こまめに測定して、毎日報告してもらう必要がある。

また、重症化の危険因子として高齢、男性、肥満、糖尿病やＣＯＰＤ（慢性閉塞性肺疾患）などの基礎疾患があることがわかっているので、該当する場合は、特に状態の変化に細心の注意を払う必要がある。

2週間重症化せず、酸素飽和度が戻れば山は越したと判断できるので、ようやく安心できる。この間、ひとりひとりの患者さんごとに症状や経過は千差万別なので、診療するこちらの神経も休まらない。

「予防に優る治療はない」

私が診た患者さんのなかには、体内にがんを抱えている方もいる。

次に紹介するのは、高齢であるため、がんの症状をコントロールしながら日常を送る選択をして、大塚医院に通院している患者さんのケースだ。

この方は、38度を超える発熱が2日間、それも夜11時〜深夜2時の3時間だけあり、その後は徐々に熱が下がったそうだ。念のためPCR検査をしたところ陽性だったそうだが、その後、順調に回復し、発症から15日を過ぎたところで私に連絡があり、そのときはすでに治癒していた。

高齢で担がん（体内にがんを抱えている状態）というハイリスク患者でありながら、この方の症状がきわめて軽く済んだのは、日ごろから漢方薬を飲んでいたからと考えられそうだ。以前から私は、この方に「補中益気湯《ほちゅうえっきとう》」を煎じ薬で処方して、毎日、飲んでもらっていた。配合生薬のひとつである「人参」には、長時間蒸してから乾燥した「紅参《こうじん》」を使っていた。

免疫のなかでも、がん治療で重要な役割を果たす細胞性免疫は、ウイルスに対しても重要な働きをする。すなわち、がん治療とウイルス治療では必要な免疫は共通するので、がんの漢方治療を行っている方は、新型コロナウイルス感染症に対してもある程度、防御的に働くと考えられる。

一方、この方と一緒にいた濃厚接触の方には、若くても重症化して入院を余儀なくされ、酸素吸入が必要だった方もいたと聞いた。

このころは、まだＰＣＲ検査の体制も整っていなかった時期なので、検査してもらえない発熱患者さんからの相談も多かった。こうした場合、新型コロナウイルス感染症を強く疑った上で治療を進めた。処方した漢方薬は、「**柴葛解肌湯**《さいかつげきとう》」、「**柴胡桂枝湯**《さいこけいしとう》」、「**清肺排毒湯**《せいはいはいどくとう》」など。それぞれの症状に応じて使い分けた。

　漢方では、インフルエンザや今回の新型コロナウイルス感染症のような急性熱性疾患の場合には、症状や体の反応を「六病位《ろくびょうい》」という概念で捉え、病気の進行状態に応じて薬を使い分ける（詳しくは150ページ参照）。

　今回も、ごく初期の段階の患者さんには「**葛根湯**《かっこんとう》」や「**麻黄湯**《まおうとう》」、「**麻黄附子細辛湯**《まおうぶしさいしんとう》」を、少し時間が経った患者さんには、ウイルス増殖が肺で起こっている可能性も考えて、「**柴陥湯**《さいかんとう》」や「**柴葛解肌湯**」を処方していた。

　幸い、危険因子のある方でも重症化せずに済み、安堵している。とにかく一例一例同じ経過をたどることはないため、ものすごく神経を使う。

またＰＣＲ陽性患者の家族や同僚など、濃厚接触者にも漢方による処方を行った。実は発症予防のための漢方処方は、保険診療では認められていないのだが、大塚医院は自費診療のためそれが可能だった。

幸いこちらも現在まで発症例はなく、まさしく「予防に優る治療はない」ことを示している。この言葉は、感染爆発した武漢《ぶかん》で実際に診療に携わった中国の医師たちが繰り返し口にしていて、非常に印象的だった言葉である。

同じような感染リスクにさらされていても、生体防御能が十分に発揮されていれば感染・発症は避けられるのである。

細かなモニタリングと処方変更が必要

第１波のなかでの診療は相当な緊張を強いられたのだが、このときの経験から新型コロナウイルス感染症の治療について、多くのことがわかった。

第一に、「症状が多様であり『証』の変化も激しい」「きめ細かい診療が求められる」という点である。入院のタイミングを見逃さないためには、パルスオキシメーターが必須となる。

毎日、症状・体温とともに酸素飽和度を測定して、それをメールか電話で報告してもらう必要があるためだ。自宅療養であっても、入院に準じたモニタリングが欠かせない。

2つ目に、「証」を重視した細かい処方変更が必要なことである。新型コロナウイルス感染症では重症化する危険因子が明らかになっている。基礎疾患がある人や高齢者の場合には、特に事細かなモニタリングと、それに応じた処方変更が必要となる。

先程、「実証」「虚証」という言葉を使ったが、「証」とは、体力、体質、抵抗力、症状の現れ方などの状態を指す漢方用語で、それぞれの体が病気とどんな闘い方をしているかを表すもの。

漢方医は、体全体の状態を診て処方を決めることを「『証』を診る」と表現することがある。

解熱剤では改善しない

第3波が収まりかけたころ（2021年2月）、こんなことがあった。

PCR検査で陽性になったものの、入院先が見つからず自宅待機になっていた患者さんがいた。日ごろより体力のある「実証」の方で、発熱状況とその他の症状から、「**清《せい》肺排毒湯《はいはいはいどくとう》**」を処方して届けたとたんに入院が決まり、一回も飲めずに入院した。入院先の病院では「自分の免疫で勝負が決まる」と言われ、発熱に対して解熱剤が処方された。入院先症状の悪化が予想されたが、入院先の医師からは、「悪化したらレムデシビルを処方しましょう」と言われたそうだ。だが、酸素飽和度は94％と、すでに危険なレベルだった。

レムデシビルは本来、エボラ出血熱の治療薬として開発された抗ウイルス薬だ。コロナウイルスなどの一本鎖ＲＮＡウイルスに対し、一定の効果が期待されていたが、ほとんど効果がないという論文もあった。

私はその患者さんに、解熱剤はなるべく飲まないで「**清肺排毒湯**」を服用するように伝えた。患者さんもそのつもりで、病室に「**清肺排毒湯**」と煎じるための道具を持ち込んだところ、病院から「匂いがほかの患者さんに迷惑になるので、煎じないように」と止められたのだそうだ。

しかしながら、入院先の医師も「**清肺排毒湯**」の論文を読んでいて、病院内で煎じることはできないが、煎じたものを持ち込んでもらえれば服用してよい、という許可が出た。そこで、患者さんの知人が、毎日自宅で煎じて病室に届けてくれて飲むことができた。そうやって9日間、「**清肺排毒湯**」を服用して無事に退院となった。

熱を利用する、という漢方治療の考えと解熱剤は相容《あいい》れない部分がある。

今回の新型コロナ感染症での解熱剤の使用に関してはまだ見解が定まっていない。フランスの医師が、非ステロイド性消炎鎮痛薬で増悪した新型コロナウイルス感染症患者について報告し、米国の研究者たちが、非ステロイド性消炎鎮痛薬で新型コロナウイルスの受容体であるＡＣＥ２の発現が高くなる可能性を指摘してから、同じ解熱剤でもアセトアミノフェンを好んで用いる医師もいる。解熱剤の使用で、増悪はなかったという報告もある。しかし、解熱剤使用で経過が改善した、という報告はない。

一方、過去のウイルス疾患において、解熱剤を使用しないほうがよいという論文は多々ある。

漢方は生体防御能を最大限に引き出すことを目的としているから、少なくとも漢方使用時は解熱剤を併用しないようにとアドバイスしている。

前述の患者さんの場合、９日間で退院することができたが、漢方薬の使用許可、および解熱剤を使わないことに対しても主治医の理解が得られたことが、よい結果につながったと考えている。

陽性が判明しても症状がない場合、病院またはホテルなどの宿泊療養施設で過ごすことになる（病床が逼迫してからは、自宅療養の人も増えた）。そこでは朝に１回、午後に１回、検温と血中酸素飽和度の測定が行われるが、現在（２０２１年６月上旬）のところ、体内に存在するウイルスには、なんの対策もない。「ただ発症するのを待っているだけ」と言っても過言ではない。

この段階で適切に漢方薬を服用することを強く薦めたい。

後遺症に対する治療

一般的な風邪のウイルスで起こるコロナ感染症では、後遺症が残ることはまずないだろう。それゆえに、誰もが「風邪が治れば、元通りの生活ができるのが当然」と考えている。しかし、今回の新型コロナウイルス感染症においては後遺症が大きな問題になっており、不安に思っている方も多いのではないだろうか。

2020年7月、いち早く医学誌『JAMA（The Journal of the American Medical Association、米国医師会雑誌）』で、イタリア・ローマの大学病院の、新型コロナウイルス感染症から回復した患者の追跡調査データが報告された。143例の患者のうち、退院後2ヵ月の時点で症状がまったくなかったのは12・6％に過ぎず、退院患者の約90％は少なくとも1つ以上、何らかの症状が残っていたという。

多かったのが倦怠感（53％）、呼吸困難（43％）、関節痛（27％）、胸痛（22％）だった。32％の人にはこうした症状が1つか2つあり、過半数の55％の人に3つ以上の症状が残っていた。

日本での後遺症の追跡調査については、国立国際医療研究センターから報告されている。対象となった78人中、約80％にあたる63人が、呼吸困難、倦怠感、咳、味覚・嗅覚異常といった多岐にわたる症状を訴えており、年代に関係なく20～30代の若い層でも後遺症に悩む人がいることが判明している。また24％の人が後遺症に脱毛を挙げ、そのうち64％は調査の時点で脱毛が改善していなかった。

「ベッドから起き上がるのもつらい」「立ち上がって歯ブラシを持つのもつらい」とい

う患者さんの声も報道されていた。

その後、英国・ロンドン大学ほかによる56ヵ国3762人の調査や、米国・ノバルティス社ほか国際研究協力機関によるメタ解析（複数の研究結果を集めて解析する手法。根拠としてもっとも質が高いとされる）などが行われ、後遺症の実態が明らかにされつつある。

さまざまな調査や研究から倦怠感、頭痛、呼吸困難、集中力の低下、脱毛、嗅覚や味覚の異常のほか、ブレインフォグと呼ばれる脳に霧がかかったような状態になる症状など、少なくとも50以上、論文によっては66もの多岐にわたる症状があることがわかってきた。


私が診た後遺症の患者さんは2通りに分かれる。ひとつは急性期から診療してきた患者さんで、呼吸苦、咳、倦怠感、嗅覚障害などが長引いたもの。もうひとつは第3波になってから受診が目立ち始めた患者さんで、急性期は乗り切ったけれども、後遺症が残ったために大塚医院を受診した場合、である。

後遺症の症状は実に多彩である。先述の通り66もの症状があるという論文もあり、非常に幅広い症状が残ることは間違いない。

注目すべきは、年齢層として40代が多く、8割が女性であること。女性に後遺症が残りやすいというデータは、「虚証」の方のほうが症状が長引きやすい、という第1波での経験と関連があるように思われる。

すべての後遺症の症状が新型コロナ感染症と直接関連しているのかどうかは、まだわからない。長期間の入院や自粛生活で筋肉が落ちていたところに加えて、寝込んでいた時間が長かったために起こる二次障害という可能性もあり、今後の研究が待たれるところだ。

私が経験した高齢の患者さんで、こんなケースがあった。

熱が下がった後も倦怠感が強く、横になっていることが多い生活をしていたところ、まず、お尻の下あたりに激痛が走り、次に膝の裏の痛みが2日ほど続いた後、今度はふくらはぎに痛みが移動し、2～3日で消失したそうだ。

この方の場合、横になっている時間が長かったための血栓症だった可能性が高い。痛みが末梢に移動していることから、静脈血栓ではなく、動脈血栓が強く疑われた。時期的には急性期に起こる好中球細胞外トラップ（109ページ参照）ではなく、長く床に伏していたことが関係していると思われたのである。

多彩な後遺症ではあるが、倦怠感、咳、嗅覚障害、味覚障害などは、新型コロナ感染症と関連がなくても、日ごろから漢方外来でよく診療する症状だから、漢方治療での対応が可能である。

後遺症については、第4章であらためて解説することにして、感染症の漢方治療について話を進めたい。

感染症に対する人類2000年以上にわたる知恵

2020年の暮れから、新型コロナウイルスの変異株が取りざたされるようになっている。イギリスで感染が急拡大したためウイルスを遺伝子解析して調べたところ、変異が起こって新しい系統のウイルスが登場していることが明らかになったのである。

変異株とは、いわばモデルチェンジしたウイルスだ。その後、南アフリカやブラジルでも見つかり、日本にも入ってきていることが2021年2月に厚生労働省から発表された。そのほか、フィリピン型、インド型など、多くの変異株が報告されている。これらの変異株は感染力が高かったり、重症化率が高まったりすることが懸念されている。また、遺伝子の配列情報から、今接種が始まっている（2021年6月時点）ワクチンの効果が下がる危険性も指摘されている。

新型コロナウイルスは変異しやすい「RNAウイルス」であるため、変異の激しさは予想されていた。さらにこの先、どのように遺伝子が変異したウイルスが入ってくるかは予測できないのだ。

今回の新型コロナウイルスに限らず、新たな感染症によるパンデミック（世界的流行）は今後も短い間隔で繰り返されることが懸念されている。自然破壊によって、今まで野生動物に潜んでいたウイルスと接触する機会が増加すること、そしてグローバル化に伴い人の移動が激しくなっていることが、その根拠である。

こうした状況に、人類は手をこまねいているだけなのだろうか？

実は漢方には、感染症に対抗する人類の2000年以上にわたる知恵が詰まっている。繰り返し発生する疫病に対し、先人たちが必死で取り組んできた蓄積があり、これが現代でもかなり有効なのだ。

漢方の基本的な考え方は、ウイルスを叩《たた》くのではなく、ウイルスを迎え撃つ生体防御能を強化することだ。発熱や発汗、下痢などは私たちの体に備わる武器である。ウイルス感染の兆候をいち早くつかみ、体内に侵入してまもないウイルスに対して、この機能を最大限に発揮させることで、発症を未然に防ぐ。あるいは軽症で済ませるのである。

パンデミックに対して、漢方治療を一次予防として活用することが理に適っている理由は以下の通りである。

①　漢方の薬理作用は、生体防御能を引き出すのが主であり、病原微生物が不明の時点から使える。

②　耐性菌、耐性ウイルスを作らない。

③　細菌に対しては抗菌薬の開発、ウイルスに対してはワクチン製造までの時間を稼げる。

④　重症化が予防できれば、医療崩壊を防ぐことができる。

こうした利点を、もっと広く理解してもらうためには、感染症に対する漢方治療の基礎・臨床研究を積み重ねていく必要があるのだが、パンデミックに対して「漢方が使える」ことはもっと知られるべきだと強く思う。

ウイルスの変異とはどういうことか

2021年の春から日本国内で急速に広がったのが、感染力が従来よりも強いとされる変異ウイルスだった。この〈N501Y〉と呼ばれる変異を持つウイルス(変異株)が、最初に見つかったのは2020年12月、イギリスでのことだが、その後、瞬く間に世界中へと広がった。

国立感染症研究所の分析(2021年4月)によると、この変異ウイルスは、感染の広がりやすさを示す「実効再生産数」が従来型より平均1・32倍高く、これまでのウイルスから急速に置き換わっていったようだ。

国内でいち早く感染が広がった関西では、2021年2月から変異ウイルスが急増し、

4月中旬には感染者の8割を占めていた。東京をはじめ首都圏でも、5月にはやはり〈N501Y〉変異ウイルスが8割を占める主流になると予測された。

〈N501Y〉という呼び名は、ウイルス表面にあるトゲ（スパイクタンパク質）を構成している501番目のアミノ酸が、アスパラギン（略号N）からチロシン（略号Y）へと置き換わっていることを意味している。

ほんのわずかな違いなのだが、ウイルスの性質は変化する。〈N501Y〉は感染力が強くなっているだけでなく、「基礎疾患のない若年層、40〜50代の患者が重症化するケースもある」「従来のタイプよりも急速に重症化する」といった報告が医療現場から上がっている。事実、2021年5月の段階では、基礎疾患のない20代の患者の重症化も多く報告されていた。

また大阪府などでは、重症者の急増によって、危険な状態なのに救急車を呼んでも受け入れ先がなく、自宅待機させられる事態が数多く発生していると報道されていた。まさしく医療崩壊の寸前へと追い詰められたのだ。

さらに3月以降、東京都など関東圏で感染の拡大が取りざたされたのが〈E484K〉という変異ウイルスである。こちらはスパイクタンパク質の484番目にあたるアミノ酸が、グルタミン酸（略号E）からリシン（略号K）に置き換わっているものだ。〈E484K〉変異ウイルスは、感染力が高くなるとか、症状が激しくなるといった変化は報告されていないものの、抗体による攻撃が効かなくなる可能性が指摘されており、免疫やワクチンの効果が低下するのではないかという懸念がある。

漢方は感染症にこそ力を発揮する

さらに問題なのが、複数の変異を併せ持ったウイルスである。

実際、2021年4月中旬の時点で〈N501Y〉と〈E484K〉の両方の変異を持つウイルスが、南アフリカ、ブラジル、フィリピンで見つかっている。

そして4月の下旬には、インドで1日に30万人以上が感染し、毎日2000人以上の死者が出ていることが報道された。火葬場が不足して、駐車場に遺体を並べて火葬している様子すら伝えられていた。そんな悲惨な状況をもたらしたのは〈L452R〉と〈E484Q〉という2つの変異を持つウイルスだった。感染力が強く、抗体の働きを低下させる性質があるといわれており、感染拡大が止まらなくなったようだ。

すでに見つかっているこうした変異だけでなく、この先も次々と新たな変異が起こり、2種以上の変異を持つウイルスが現れることは確実だ。

というのも、コロナウイルスが属するRNAウイルスの変異は、人間の遺伝情報の進化速度の100万倍ともいわれるくらい、想像を絶するほど速い。しかもこの1年数ヵ月という短期間で、全世界の1億人以上が感染したとされ、きわめて高い感染者数が変異を加速している。

これだけ感染者数が増えたのは、感染して発症するまでの潜伏期間が長い上、発症前から感染力があるためだ。無症状者もいるし、歩き回れるくらい症状の軽い人もいる。

SARS（重症急性呼吸器症候群）やMERS（中東呼吸器症候群）は同じくコロナウイルス感染症だったが、今回の新型コロナ感染症ほどは広がらずに収束している。この両者は致死率が高かったが、感染力が強くなるのは症状が顕著になってからなので、発症した患者さんを即座に入院隔離すれば感染拡大を防ぐことができた。

一方、今回の新型コロナウイルスでは、多数の「元気な感染者」によって世界中に拡大し、そのことでさらに変異が起こるという非常に厄介な状況となっている。

どうすれば漢方で予防ができるのか

武漢の最前線で診療に携わった伝統医療の医師（中医師）たちが「予防に優る治療はない」と繰り返し述べていたことを先にも紹介した。彼らとオンラインで意見交換したときに、この言葉を何度も口にしていたのが印象的だった。彼らは、疲労困憊《こんぱい》した自分の身を守るために、それぞれが中医薬（日本でいう漢方薬。124ページ参照）で予防していた。

しかしながら、日本の保険医療制度では予防投与は認められていない。基礎疾患のある患者さんには、その病気に対する漢方治療は保険診療のなかで可能だが、一般の方の場合、濃厚接触者であっても発症予防するための漢方処方は、保険診療のなかでは許可されていないのである。

ではどうすればいいのだろうか？

第3章で詳しく述べるが、「どうやら風邪をひいたようだ。ゾクゾクする」といった「ちょっと具合が悪い感覚」があれば、予防的に漢方薬を飲むことをお薦めする。ウイルスは1日で10万倍から100万倍にもなるのだ。ちょっとでもおかしいと思ったらすぐに漢方を服用し、体を温めることである。

「保険が利かない」とか「漢方治療に習熟している医師かどうかわからない」と心配されるかもしれないが、幸いなことに、漢方に詳しい薬局が全国にあり、予防のための漢方薬が入手可能である。

一般社団法人〈漢方産業化推進研究会〉は『新型コロナウイルス感染症（COVID-19）に対する未病漢方活用法』を作成して、予防に使える漢方薬をまとめている。ただ、そのまま出すと悪徳業者がネット販売に利用する懸念もあるため、対面により漢方に詳しい薬剤師の指導の下で適切な漢方薬が選べるよう、薬局リストも作成されており、ウェブサイトに掲載されている。

ただし、この薬局リストはあくまでも〈漢方産業化推進研究会〉会員からの推薦により作成したものだから、全国の漢方薬局を網羅したものではないことをお断りしておきたい。


少し補足すると、〈漢方産業化推進研究会〉は、日本における漢方の六次産業化を目指して活動している会である。自治体、企業、公益法人が参加し、著名な専門家をアドバイザーとしてお願いしている。薬剤師が中心となって熱心に漢方の勉強をしている

〈日本漢方協会〉も、会員としてこの会に参加している。

今回の「コロナ禍」においては、こうした熱心な団体や個人によって、漢方による予防が支えられていることを、特に記しておきたい。

新型コロナは漢方で治療できると私が確信を持つまで

２０２０年4月に新型コロナウイルスの最初の患者さんを診たとき、私には漢方で治療できるという確信があった。そもそも漢方のバイブルである『傷寒論《しょうかんろん》』（後漢末期の3世紀はじめに書かれた書物）は感染症の治療手引書であり、大塚医院の2代前の院長である大《おお》塚敬節《つかけいせつ》はじめ、昭和初期の日本の漢方家たちは、結核や疫痢（赤痢菌などによる小児の急性下痢症。多くの命が奪われた）など、感染症の治療に苦労した記録を数多く残している。

私は２００９年の新型インフルエンザのときも、漢方治療で立ち向かった経験を多く持っている。今回の新型コロナウイルスとの闘いに際しても、準備を整え、立ち向かう決心をした。新型コロナウイルスの患者さんを診療するまでの流れを、ここで振り返っておきたい。

さかのぼると、新型コロナウイルスが中国・武漢市から発生したのは2019年12月のことだ。そのころは、この未知のウイルスが世界中に広がって、経済活動から日常生活まで一変させてしまうとは、まだ誰も予想していなかったのではないだろうか。もちろん私も、ほんの1年後にこんな状況になっているとは思ってもみないことだった。

感染が世界へと広がりつつあった2020年初頭、私が座長を務めていた内閣官房の調査研究では、中国、韓国、台湾、インドの伝統医療の専門家を招聘《しょうへい》して、国際会議を開こうとしていた。開催を予定していたのは2020年2月19日だが、直前になり、次々と「日本に行けない」という連絡が入った。

中国、韓国ではすでに感染が広がっていたため、招聘したメンバーたちの勤務する病院の医師たちは、軒並みコロナ対応に追われ、来日できなくなったのである。

中国からは、この国際会議に北京中医大学、上海中医大学、日中友好病院という中核的な病院から1人ずつ、計3人を招聘していたのだが、結局誰も来日できず、リモートでの参加となった。それぞれの病院から数名ずつ医師が武漢に招集され、その穴埋めで彼らの診療の負担が増加していた。韓国からも3人招聘したが、参加できたのは1人だけであった。彼は診療に携わっている医師ではなく、データ解析の専門家だった。

リモートでの参加も交えてなんとか国際会議を開催することができたのだが、伝統医療の医師が大量に武漢に集められている、という事情を初めて知った。

一方日本では、当時はまだ「海の向こうで新しい病気が流行《はや》っている」といった認識で、横浜港に入港したクルーズ船、ダイヤモンド・プリンセス号のなかでは感染が拡がっていたが、私自身も含め危機感は薄かったように思う。

その理由のひとつには、2003年に中国に端を発した、同じくコロナウイルスによるSARSが日本に結局上陸しなかったことが挙げられるだろう。今回も対岸の火事のような気分でいた。

ＳＡＲＳと今回の新型コロナウイルス感染症との決定的な違いは、ＳＡＲＳは重症化したときに感染力が最大になるのに対して、新型コロナウイルス感染症は発症前から、もしくは無症状の人でも強い感染力を有することである。そのことを知ったのは後になってからのことである。

新型コロナウイルスの発生地であり、毎日数千人ずつ発症者が増加する事態になっていた武漢市では、２０２０年1月23日からロックダウン（都市封鎖）された。記憶している方も多いのではないだろうか。

2月に入ると臨時のコンテナ病院が次々に設置され、患者を隔離して治療が始まっている。１０００床の火神山《かしんざん》医院、１６００床の雷神山《らいしんざん》医院などが続々と開設され、数週間のうちに13病院、1万数千床の規模になった。巨大な病院施設が短期間に出来上がっていく様子は、驚きをもって世界に伝えられた。

こうした病院に全国から4万2000人の医師が集められ、治療に当たった。日本ではあまり話題にならなかったのだが、このうち4900人は中医師（中国伝統医療の医師）だった。

漢方による「新型コロナ」への準備

2020年3月上旬くらいから私は、海外赴任中の人や家族に海外からの帰国者がいる人、基礎疾患を持つ人から、新型コロナウイルスに感染した場合の漢方での治療について尋ねられることが増えてきた。

実際に感染した患者さんが目の前に現れたら、漢方医としてどう対応できるのか――それを考えるとまずは情報収集が必須となる。

先述した国際会議の構成員をはじめとする中国・韓国・台湾における伝統医学の専門家に問い合わせたところ、即座に各国における新型コロナウイルス感染症に対する伝統医療のガイドラインが送られてきた。

驚いたことに3月上旬の時点で、各国では新型コロナウイルス感染症の治療に伝統医療が組み込まれていたのである。特に中国は政府機関のガイドラインに伝統医療による治療が組み込まれており、武漢市の臨時病院で治療に当たる4900人の中医師たちの知見が反映された、完成度の高いものだった。

韓国は韓医学の関連学会を中心に、台湾では国立中医薬研究所が、それぞれ伝統医療による治療ガイドラインを作成していた。また、上海の復旦《ふくたん》大学（中国を代表する国立総合大学）にいる教え子からは、上海衛生部によるガイドラインが送られてきた。

私はこうしたガイドラインを整理し、日本では何ができるかを考察して、「新型コロナウイルス感染症（COVID-19）に対する漢方の役割」として『医事新報』に発表し、大塚医院で診療するための対応を進めた。

当時、日本ではマスクもアルコールも極端に不足していた。ネットでは法外な価格で売買されていたが、努力して揃えた。パルスオキシメーターも患者さんに貸し出しができるように数台用意した。動脈血の酸素飽和度から肺の状態を知って、症状の変化に対応するのに必須であるためだ。ありがたいことに中国の友人からは大量のマスクを頂戴した。

そして、治療に当たって重要になるのが漢方薬を構成する生薬である。

生薬とは、植物を中心として動物や菌類、ときには鉱物まで薬理作用のある天然由来の素材で作られた医薬品を指している。漢方の特徴は複数の生薬を組み合わせることにある。複数の生薬の相互作用により目的とする効果を発揮させるのだ。

漢方薬というと、顆粒になった「エキス剤」を想像する人が多いかもしれない。だが、大塚医院では基本的に生薬を調合した「煎じ薬」を使っている。煎じ薬はひとりひとりの症状に合わせて配合を細かく調整できる長所があり、さらに生薬さえ揃えれば特殊な漢方薬でも調合可能である点も、今回のようなケースでは有利となる。

各国のガイドラインで中心に据えられていたのが、先にも紹介した「清肺排毒湯《せいはいはいどくとう》」だった。これは、21種もの生薬から構成され、「紫苑《しおん》」、「款冬花《かんとうか》」、「射干《やかん》」といった今までの日常診療ではまず使う機会のなかったものも配合されている。

すぐにこうした生薬を発注したのだが、扱っている業者が少ない上、国内供給量も限定的でほんの1~2袋（1袋は500グラム）しか手に入らない。入手は難航したけれども、これもありがたいことに台湾の友人のおかげでなんとか、この3種（「紫苑」・「款冬花」・「射干」）も揃えることができた。

実際の処方を想定したとき、問題に思えたのは生薬の量だった。

オリジナルの配合だと、総量が、1日あたり196~211グラムになるのだ。これは日常的に処方している漢方薬に比べて極端に多く、これを煎じ薬として毎日飲むのは体にかなりの負担になるのではと心配した。

たとえば、「**葛根湯**《かっこんとう》」は7種の生薬で24・5グラム、「**十全大補湯**《じゅうぜんたいほとう》」は10種の生薬で33グラムである。200グラムというのは大塚医院の煎じ薬の包装としても限界に近い。

天津《てんしん》中医薬大学での中医診療の経験が豊富で、現在は第一薬科大学の柴山周乃《しばやまちかの》教授に相談すると「日本では1/2〜1/3量でいいのではないか」と助言され、まずは1/3量を処方して、反応を見ながら量の増減をすることに決めた。

同時に、中国で実際に治療に当たった天津中医薬大学の張伯礼《ちょうはくれい》学長や、広州中医薬大学の張忠徳《ちょうちゅうとく》副学長から直接、武漢での経験を聞くことができた。また、長年の友人である日中友好病院の賈立群《かりつぐん》先生主催の会議で、日中友好病院から武漢に派遣された専門家の話を聞く機会もあった。

こうした情報を集めていくと、今回の新型コロナウイルス感染症に対して、伝統医療は十分な成果を上げていることがはっきりとわかった。3月から4月の準備期間で、私は「漢方で治療できる」という確信を持てたのである。

重症化予防のための鍵となるのは自己の生体防御能であるが、私自身の博士論文、アメリカ留学中の研究が免疫学だったことも役に立った。

目の前の患者を救うために

「**清肺排毒湯**《せいはいはいどくとう》」は、新型コロナウイルスの感染者が急増するなかで、新たに開発された薬である。前述のように、武漢での診療に当たった中医学の専門家から直接聞く機会があったが、新しい感染症に対して、最初は当然のことながら手探り状態だったようだ。

火神山医院と雷神山医院では日々、患者の体質や症状（「証」）に応じた処方をしていたものの、次から次へと運び込まれる患者に対して、とてもではないけれどひとりひとりを細かく診療する時間など取れなくなっていった。そのため、変化していく「証」を網羅的にカバーする処方として開発したのが「**清肺排毒湯**」だ。

中国で実際に新型コロナ感染症を治療してきた医師たちとの議論のなかで「『**清肺排毒湯**』が開発されても、診療時間に余裕があるときはひとりひとりの『証』に合わせた処方をすべきである」と強調していたのが印象的だった。

　やや詳しくなるが、「**清肺排毒湯**」に配合されている生薬は21種もある。組み合わせから整理していくと、『傷寒論』に掲載されている「**麻杏甘石湯**《まきょうかんせきとう》」、「**五苓散**《ごれいさん》」、「**小柴胡湯**《しょうさいことう》」、「**射干麻黄湯**《やかんまおうとう》」、「**茯苓飲**《ぶくりょういん》」といった処方を組み合わせて、さらに「藿香《かっこう》」が配合された内容となっている。これは『傷寒論』の原則である、時期による処方の変化を予想しながら、複合的に組み合わせた内容である。開発の経緯からもわかるように、本来は、「証」を診ながら処方を決定するのであるが、パンデミックに際して、刻々と変化していく「証」を網羅的にカバーするために開発された処方である。そのため「六病位」（150ページ参照）のいろいろな時期に使うことができる。

　前述の通り大塚医院では、中国での使用量の1／3にしているが、それでも十分効果がある。含まれている生薬の量が通常使用されている漢方薬よりも多いので、副作用などの危険性も指摘されているけれど、体質や病状などによる「証」、基礎疾患の有無などを考慮した上で、3日から最長でも1週間の服用だから、安全に使えると考えている。

中医学と日本漢方の感染症対応の違い

2009年の新型インフルエンザ対策、および今回の新型コロナ対策における伝統医療政策は、日本と中国では相当に異なるものになっている。

中国ではとにかく実践ありきである。目の前の患者を救うために、西洋医学のみでなく伝統医学も投入する。実践的な治療を積み重ねていって最後にエビデンスを出す。走りながらエビデンスを出すという動き方である。

日本の漢方の場合は、しっかりとしたエビデンスがないものを使って批判されるのを避けたい気持ちが強い。平時はそれでもいいかもしれない。だが、今回のような緊急時には、漢方医なのに目の前の患者を救うために漢方が使えない、ということになりかねない。

「清肺排毒湯《せいはいはいどくとう》」について中国は、開発して、実際に使用してみて、その成果を報告している。最初は国家中医薬管理局によるもので、10省57病院で確認された新型コロナウイルス感染症患者701例に対する「清肺排毒湯」の治療成績を発表した。それによると130例が治癒・退院し、51例は症状が消失、268例は改善、212例は悪化しなかった。結論として、新型コロナウイルス感染症治療に優れた臨床効果を持つとして開発の経緯が記載された。

その後、国際誌に論文が次々と発表されている。たとえば54病院、781名の入院患者の治療をまとめた論文によると、発症から「清肺排毒湯」投与までの期間が短いほど、治療が早期に終了するという。1日で10万倍にも増殖するウイルスの性質を考えれば当然の結果ではあるが、きちんと報告を国際誌にまとめてきている。WHOのCOVID-19に関する文献サイトには、中国からの論文が数多くリストアップされている。

https://search.bvsalud.org/global-literature-on-novel-coronavirus-2019-ncov/

2009年の新型インフルエンザのときも、中国は「連花清瘟《れんかせいおん》」カプセルという新しい薬を作って、臨床成果を上げげた上で、その臨床エビデンスを、非常に権威ある米国内科学会雑誌に発表した。「連花清瘟」カプセルは既存の「麻杏甘石湯《まきょうかんせきとう》」と「銀翹散《ぎんぎょうさん》」を合わせたような薬である。その成功体験が、今回の「清肺排毒湯」の開発にもつながったと考えられる。

中国では煎じ薬が主流であり、このように現代でも新しい薬を積極的に作っている点に大きな特徴がある。日本では「葛根湯《かっこんとう》」とか「桂枝湯《けいしとう》」といった既成の薬で、しかもエキス剤が主流なので、今あるもののなかで考えることになるのだが、煎じ薬を主流とする中国では生薬を自在に組み合わせ、最終的にはそれを製剤にして標準治療にする。

今回の新型コロナウイルスでも、2009年の新型インフルエンザ対策に使われた「連花清瘟」カプセルが初期治療として使われ、全世界に140万人いる中国人留学生にマスクとともに届けられた。

新型コロナウイルス対応においても、初動から日本と中国では大きな差があったが、わが国では、漢方は慢性疾患には使われるが、感染症には効かない、という誤解があるのではなかろうか？

本書執筆の目的は、こうした誤解を解き、感染症治療での漢方の役割を少しでも理解していただくことにある。

コラム

伝統医薬にも新薬ってあるの？

複数の生薬を配合した伝統医薬に「新薬」という表現はあまり馴染まないかもしれない。伝統医薬からの新薬というと、2015年にノーベル生理学・医学賞を中国人で初めて受賞した屠《と》呦呦《ゆうゆう》氏が、4世紀ころの文献『肘後備急方《ちゅうごびきゅうほう》』にヒントを得て、カワラニンジン（青蒿《せいこう》）から抗マラリア薬のアルテミシニンを抽出したことが有名である。

一方、臨床の現場の医師は目の前の患者さんを治すために、新たな生薬の組み合わせを追求し続けているのである。

今回の新型コロナ感染症に対しても伝統医薬の新薬が複数作られた。中国は「清《せい》肺排毒湯《はいはいどくとう》」という、21種類の生薬から構成される新たな処方で軽症から中等症までの患者さんに効果を発揮した。武漢市で使われ始めたときは煎じ薬であったがすでに製剤化されている。２００９年の新型インフルエンザのときに作られたのが、「連花清瘟《れんかせいおん》」カプセルで、これも、またたく間にカプセル製剤として普及した。

今回の新型コロナ感染症に対して台湾で開発された「Respire Aid 台湾清冠一号《せいかんいちごう》」も注目されている。「魚醒草《ぎょせいそう》」、「板藍根《ばんらんこん》」、「黄芩《おうごん》」、「栝樓實《かろじつ》」、「荊芥《けいがい》」、「桑葉《そうよう》」、「薄荷《はっか》」、「厚朴《こうぼく》」、「防風《ぼうふう》」、「炙甘草《しゃかんぞう》」の10種類の生薬を配合したものである。台湾の国家中医薬研究所の蘇奕彰《そえきしょう》所長が陣頭指揮をとり、基礎研究、動物実験でその効果を確認して、台湾衛生福利部の承認を得た。輸出ライセンスが出て、欧州（EU27ヵ国）、米国、カナダ、フィリピンでは健康補助食品として、オーストラリア、シンガポールでは医薬品としてすでに販売されている。

ところがお膝元の台湾国内では、ＩＴ技術を駆使した新型コロナ感染症の封じ込めに成功したがゆえに、認可が遅れていた。しかし２０２１年５月に、新型コロナ感染症の感染拡大により、急遽薬事法が定める特例措置が適用され、「緊急使用許可」という形での使用が認可されたのである。

では、わが国ではどうだろうか？　現在医療用漢方製剤として、医療現場で使われている製剤は147の漢方薬と1つの軟膏（紫雲膏《しうんこう》）だ。最も古いものは、**「葛根湯《かっこんとう》」**など『傷寒論』に書かれているものだから、1800年前の薬である。最も新しいのは、1977年に大塚敬節が作った**「七物降下湯《しちもつこうかとう》」**で、50年前である。実に1750年のときを経た処方から選ばれていることになる。

これらは、「一般用漢方210処方」として一般用薬として作成された基準が、医療用に応用されたものである。「一般用漢方210処方」は、1974年に発足した〈中央薬事審議会漢方生薬製剤調査会〉で、効能・効果、用法、用量などを定めたものである。現在では294処方にまで増えているが、いずれにしても一般用薬としての基準である。それを医療用として最後に申請されたのが1986年で、以来、医療用漢方製剤の種類は増えていない。

新たに作った処方が、医療用漢方製剤としての承認を受けるためには、西洋薬と同等の臨床試験を行わなければならない。しかし、多成分から成る漢方薬が新規医薬品承認を得るのは容易ではなく、事実、「一般用漢方２９４処方」の枠組みを越えて承認された漢方製剤はひとつもないのが現状だ。

今回のようなパンデミックが起きた場合に、迅速に新しい製剤を作って対応する中国、台湾、アジア諸国と異なり、わが国では新たな漢方製剤が短期間でできて認可を受けることが考えられないのは、このような制度上の違いがあるからだ。だから、生薬を組み合わせた煎じ薬で対応するしかない。伝統医療を第一線の医療に位置づけたアジア諸国とわが国では、大きな開きがある。

第1章

感染症の歴史と漢方

1　微生物との闘いは人類史そのもの

真菌・細菌・ウイルスはまったく別のもの

この章では、感染症の歴史と漢方について述べていきたい。

人類はずっと感染症と闘ってきた。感染症との闘いは人類の歴史そのものと言っても過言ではない。突然の発熱や下痢など、つらい症状が出て、治ることもある一方で、死に至ることも少なくなかった。人から人へと病気が伝染する「流行り病」に対しては、ほとんど無力であった。


まず非常に基本的なことだが、感染症の原因になっている「微生物」とは、いったいどんなものなのだろうか？

健康な人に病気を起こす微生物を、医学的には「病原微生物」と呼んでいる。一般に

「ばい菌」「病原菌」と呼ばれるもので、実に多くの種類が存在する。

現在、パンデミックといわれるほど流行している新型コロナウイルスは、名前が示す通りウイルスの一種だが、ウイルス以外にも実にさまざまなタイプの「病原微生物」が存在している。


皮膚について水虫を起こすのは白癬菌《はくせんきん》、口から入って下痢などを引き起こす大腸菌、口や鼻から入ってインフルエンザの原因になるインフルエンザウイルスなど、いずれも「病原微生物」である。健康な人に感染し、増殖して不快な症状やときには命にかかわるような病気を起こす〝微生物〟という点で、なんとなく同じようなものだと思っている人が多いかもしれない。

例として挙げた3つは、白癬菌＝「真菌」、大腸菌＝「細菌」、インフルエンザウイルス＝「ウイルス」というまったく別な〝微生物〟だ。何が違うのか、いちばんわかりやすいのはサイズの違いだろう（次ページの表参照。真菌・細菌・ウイルスのほか原虫などもいるけれど

真菌・細菌・ウイルス

	ウイルス	細菌	真菌
大きさ	20 ～ 120nm	0.8 ～ 2μm	2 ～ 200μm
細胞単位	粒子	細胞	細胞
構造模式図	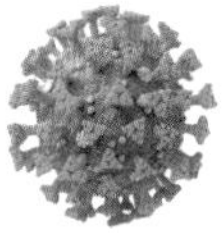	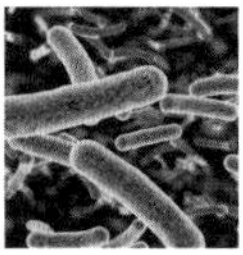	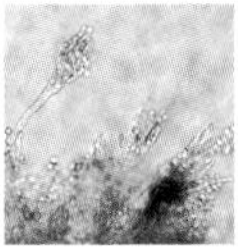
増殖	偏性細胞内寄生	細胞外寄生 通性細胞内寄生 偏性細胞内寄生	胞子・菌糸・分裂
遺伝子情報の担体	DNA/RNA	DNA（原核細胞）	DNA（真核細胞）
細胞壁の有無	無	有	有
菌株の例	ムンプスウイルス	カンピロバクター	クリプトコッカス
関連疾患	耳下腺炎	食中毒	肺炎

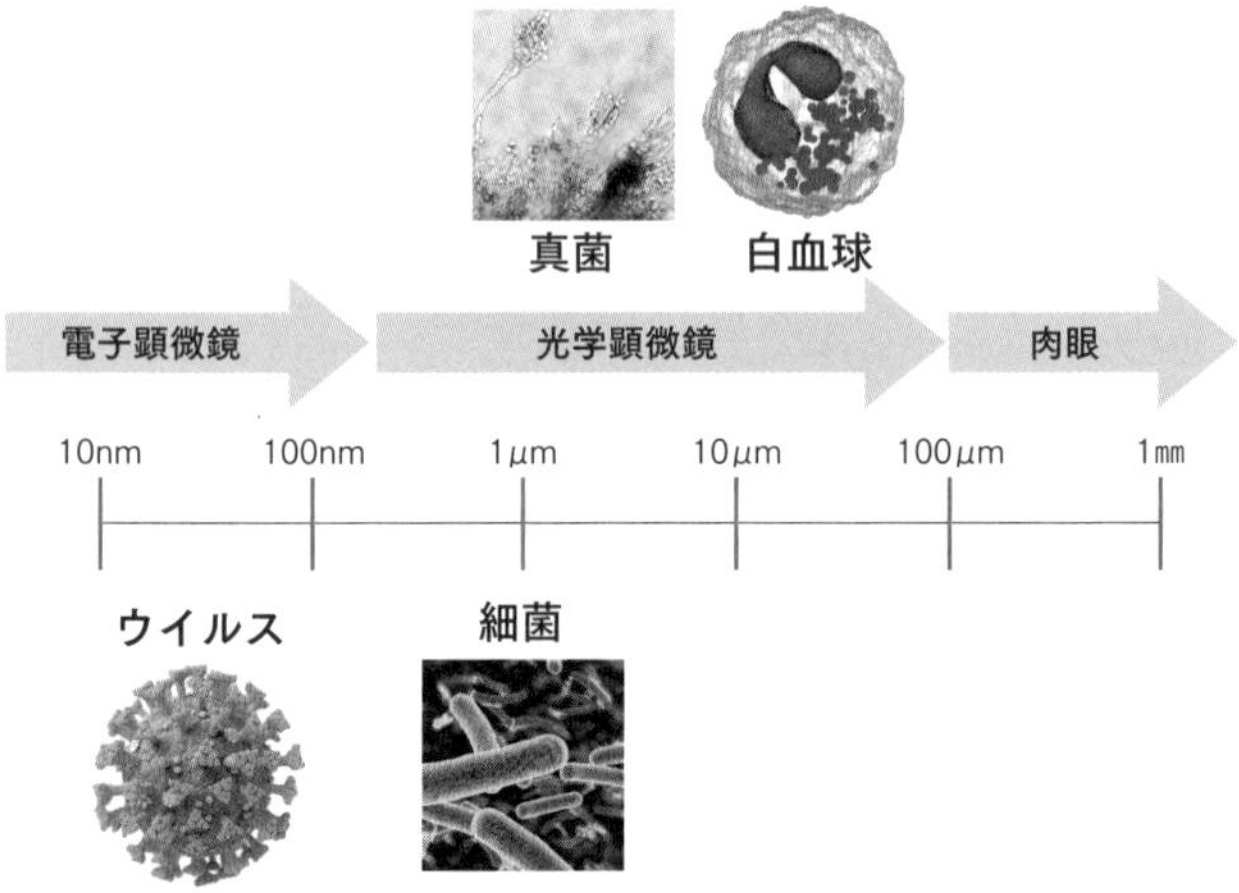

も、ここでは先の3つについて触れる)。

真菌とはカビの仲間のことだ。水虫(病名としては足白癬)を起こす白癬菌は、菌糸で連なっていて、菌糸を伸ばした状態では200マイクロメートルというサイズになる。1マイクロメートルは1／1000ミリメートルだから、約0・2ミリメートルとけっこう大きい。もっとも菌糸の太さは2マイクロメートル程度と顕微鏡を使わなくては見えないサイズ。

水虫と並んで、真菌が起こす代表的な病気がクリプトコッカス肺炎である。これは土や鳥の糞のなかに存在する「クリプトコッカス」というカビによって引き起こされる肺炎だ。公園でハトに餌を与えるのは楽しいものだが、ハトの糞が乾いて舞い上がると真菌を肺に吸い込んでしまう可能性があるので要注意である。

細菌は、大腸菌や結核菌、肺炎球菌などが該当し、膨大な種類があるのでいくつかの基準で分類されている。細菌を染色して色や形で識別するのが分類の基本となり、そのために使われるのが光学顕微鏡だ。つまり、このサイズまでは光学顕微鏡でなんとか見ることが可能で、代表的な細菌である大腸菌は2マイクロメートルくらいである。

これがウイルスになるとさらに1〜2桁《けた》小さくなり、単位はナノメートル（1／1000マイクロメートル）で表すことになる。コロナウイルスやインフルエンザウイルスは比較的大きなウイルスだが、80〜120ナノメートルなので、光学顕微鏡では見ることはできず、その姿を捉えるためには電子顕微鏡が必要となる。

細菌は光学顕微鏡で見える

話は少し脇道にそれるのだが、19世紀の後半から20世紀初頭は、病原性の細菌が次々と発見された時代だった。

1876年、ロベルト・コッホによって炭疽菌《たんそきん》が炭疽病の原因であることが突き止められると、これを皮切りに、同じくコッホによる結核菌やコレラ菌の発見、北里柴三郎《きたざとしばさぶろう》によるペスト菌の発見、志賀潔《しがきよし》による赤痢菌の発見など、人類を苦しめてきた伝染病の病原菌が次々と発見された。

結核患者からは結核菌が、コレラ患者からコレラ菌が見つかり、菌を分離して培養することや、動物に感染させると同じ病気が起こることが確かめられて、こうした病気が特定の病原菌で起こっていることが明らかになった。

これは大きな発見だった。それまでは原因がわからずに「悪い空気のため」「星の運行のせい」などとされていたのである。特定の病原菌によって引き起こされているのであれば、たとえば口から入って病気を起こす細菌なら、水や食べ物の衛生状態を改善すべきだとわかる。ペストを防ぐには、ペスト菌の性質を調べていけばよい。熱や消毒薬で殺菌できるとわかれば、食器を煮沸したり、衣類や家屋を消毒したりする。ネズミが菌を媒介するのなら駆除を徹底する。そんな対策が取れるのである。

ローマ時代から大流行を繰り返し、ときには1000万人単位の人命を奪ってきたペストも、なぜこの病気に罹《かか》るのかわかるようになったのは、実に19世紀も終わりのことだった。

もっとも、この時代はまだ、細菌を直接叩くことはできなかったのだが、少なくとも原因が明らかになったことで、効果的な対策を講じることができるようになったのである。

病原性の細菌が次々と発見された19世紀の後半から20世紀初頭は、細菌学の黄金時代だった。細菌学者が、細菌を発見する武器としていたのが光学顕微鏡である。

偉人伝でよく知られている野口英世《のぐちひでよ》も、この時代の細菌学者のひとりだった。彼は黄《おう》熱病《ねつびょう》の病原菌を発見（1918年）、発表したものの誤りではないかと反論を受け、自分の研究の正しさを証明しようとアメリカから流行地のアフリカに渡った。不眠不休の努力を続けたのだが、1928年、残念ながら彼自身が黄熱病に感染して亡くなることになる。

その後、黄熱病は細菌ではなく「黄熱ウイルス」によって起こることが判明した。最初の電子顕微鏡が開発されたのは1931年であるから、残念ながら野口自身はウイルスの姿を確かめることはできなかったのだ。

そうであっても、細菌であれウイルスであれ（もちろん真菌でも原虫でも）、病気の原因が肉眼では見えない「微生物」だとわかったのは大きな進歩だった。約１５０年前まで、すなわち人類史のほとんどの期間、人間はなぜ病気に罹るのかわからないままに闘ってきたのである。

人類によって根絶された天然痘《てんねんとう》ウイルス

少し歴史をさかのぼって、古くから人類が闘ってきた疫病を、２つ取り上げてみよう。

天然痘は感染力が非常に強く、死に至る疫病として長く人類を苦しめてきた病気である。病源体である天然痘ウイルスに感染すると、高熱が出るとともに顔面などに小豆《あずき》くらいの発疹ができる。これが全身に広がって「膿疱《のうほう》（膿《うみ》の入った水ぶくれ）」となり、重い場合は消化器や呼吸器の不全を起こして死亡する。

快方に向かえば、やがて膿疱はかさぶたになって剝《は》がれ落ちるのだが、運よく治っても顔などにあばたが残ってしまうので忌み嫌われた。

天然痘は世界各地で何度も流行して人類を苦しめてきたが、日本でも8世紀前半、奈良時代の記録が残っている。大陸から九州へと渡ってきたであろう天然痘が、奈良の都まで到達、大流行して当時の人口の25～30%が亡くなったと推定されている。

奈良の大仏として知られる東大寺盧舎那《るしゃな》仏像が、天然痘の蔓延を背景にしていたことはご存じだろうか？

その当時、平城京は藤原不比等《ふじわらのふひと》の子である藤原4兄弟（武智麻呂《むちまろ》・房前《ふささき》・宇合《うまかい》・麻呂《まろ》）が朝廷の中枢にいたのだが、この4人が相次いで天然痘に感染して亡くなり、国政が一時、止まってしまった。旱魃《かんばつ》・飢饉《ききん》、さらには大地震にも見舞われて、社会は不安の渦のなかにあり、聖武《しょうむ》天皇は国ごとに国分寺と国分尼寺の造営を命じている。

そんな社会情勢のなか、総仕上げとも言える国家プロジェクトとして聖武天皇が発願したのが大仏建立だった。お水取《みずとり》で有名な東大寺の修二会《しゅにえ》は、７５２年から１２７０年もの間、一度も絶えることなく（このコロナ禍においても）続いているが、これも疫病退散を願って始まったものである。

人類が天然痘に一矢報いることになったのは、イギリスの医師、エドワード・ジェンナーが開始した、種痘《しゅとう》による予防法の確立だ。牛痘《ぎゅうとう》の接種によって天然痘を予防できるという論文を１７９８年に発表。以降、種痘が広く普及していく。

牛痘とは、その名が示すように牛が罹る病気だ。天然痘と近縁のウイルスが原因で、人間にも感染することがあるのだが、牛痘に罹った人は天然痘に罹らないか、罹ってもずっと軽い症状で済む。ジェンナーは日々の診療経験から、牛の乳搾りをする女性にこうした人が多いことに気がついて、あらかじめ牛痘を接種しておく種痘法を開発したのだった。種痘は広く世界中に普及して、天然痘の発生数は減少していく。

それでも20世紀半ば、１９５８年にＷＨＯ総会で世界天然痘根絶計画が可決された時点では33ヵ国で天然痘が蔓延しており、約2000万人が罹って、死亡者は400万人と推計されていた。

WHOは「患者を見つけ出し、患者周辺に種痘を実施する」という作戦を精力的に展開、その結果、1977年にアフリカのソマリアでの発生を最後に、天然痘は地球上から消え去った。天然痘の世界根絶宣言をWHOが発表したのは1980年5月。ジェンナーの種痘からおよそ180年後のことだった。

以降、新たな患者の発生はない（天然痘ウイルスそのものは、アメリカとロシアの研究所に厳重な管理の下、保管されている）。今のところ、人類が根絶できた病原性ウイルスは、この天然痘ウイルスだけである。

人口の半減をもたらしたペスト

代表的なパンデミックとしてよく知られているのが、ペストである。有史以来、3次にわたる大流行が記録されている。

近年、遺伝子の解析から、ペスト菌はおよそ６０００年前に結核菌の一種から進化したことが明らかになっている。もともとはシルクロードの奥地で風土病のように存在していたようだ。人類の交易の範囲が広がるとともに、ペスト菌もヨーロッパへと進出したと考えられている。

最初のパンデミックは6～8世紀の東ローマ帝国を中心に発生している。古代ローマ帝国の復興を図ったことで名高いユスティニアヌス帝も罹った（幸運にも治癒したという）と伝えられ、2世紀以上にわたって蔓延し、人口の50％近くが死亡、東ローマ帝国の崩壊を早めたとされている。

第2次のパンデミックは14～17世紀の大流行である。皮膚が内出血して紫黒色になることから「黒死病《こくしびょう》」として恐れられたのがこのときだ。当時のヨーロッパの人口1／3～2／3が亡くなったと推定されている。正確な数字は残されていないものの、イギリスやフランスでも過半数が死亡したと言われ、当時の人

ペストの防護服

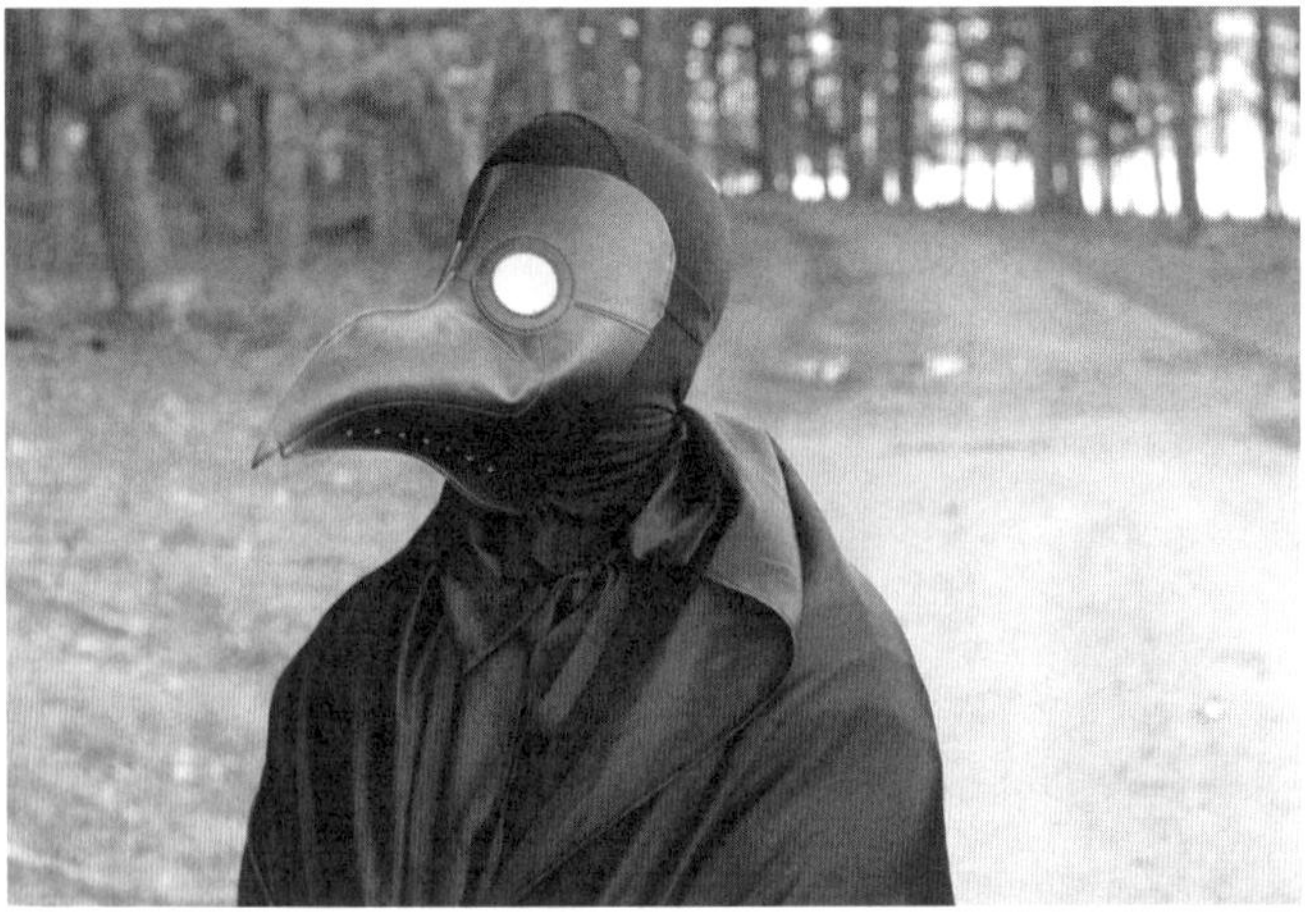

口に対して、猛烈な数の人が亡くなったことは間違いない。

『ロビンソン・クルーソー』の作者、ダニエル・デフォーの書いた『ペストの記憶』は、1665年のロンドンでの大流行の様子を、膨大な資料に基づいて小説の形にした作品だ。読んでみると、当初は横ばいだった死者の数が、気がつけば爆発的な流行となり、大きな穴を掘って死者を投げ込んでいる様子などが描かれており、悲惨な状況が伝わってくる。

上に示した写真はペストの防護服である。現代の欧米では、ハロウィンなどの仮装で使われることが多く、サイト上で販売されている。もともとは17世紀のヨーロッパで、ペスト患者の診療や検死にあたる医師が着用したもので、鳥のクチバシのようなマスクには香料が入っていたらしい。

ペストには大きく3つのタイプがあり、それぞれに症状が異なる。「腺ペスト」ではリンパ節が腫れ、ペスト菌が作る毒素によって意識混濁や心臓の衰弱が起こる。「敗血症ペスト」はペスト菌が全身に回って敗血症を起こし、ショック症状を呈した上、全身が黒い痣《あざ》だらけになって死をもたらす。黒死病という名称の由来となったタイプである。「肺ペスト」は高熱や頭痛、下痢が続き、肺炎による呼吸困難となって死へとつながる。

いずれも感染力が強い上、適切な治療が受けられなかった場合は、高い致死率となるため、近世に至るまで流行のたびに多くの人の命を奪ってきたのだった。

ペストの流行は20世紀まで続いた

ペストの第3次パンデミックは19世紀の末から20世紀の半ばだった。死者は約1000万人と言われ、このときは中国南部から流行が始まって香港に達している。

明治期の中期だから貿易が盛んになっており、香港から日本の横浜や神戸にペストが上陸することは確実だった。まさに国難が間近に迫った状況で、日本政府はペスト調査団を香港に派遣する。このときの一員が北里柴三郎であり、現地の患者からペスト菌を発見したのである。明治27（1894）年のことだ。

ペスト菌の性質を調べると、加熱や消毒薬で殺菌できることが判明、保菌するネズミからノミを介して感染するという経路も断つため、消毒やネズミの駆除など公衆衛生を徹底することで、香港での流行は収まっていった。

日本国内で最初のペスト患者が見つかったのは、明治29（1896）年に横浜に入港した船客だった。明治32（１８９９）年にも、横浜港の検疫所でペスト患者が見つかったが、すぐに隔離したため蔓延には至っていない。余談ながら、このときの検疫官補が若き日の野口英世である。

しかし、ペストは非常に感染力の強い病気だ。明治32年（１８９９）年、ついに西日本に上陸、ほどなく関東地方へと感染が広がっている。この年、全国で45人のペスト患者が発生、そのうち40人が死亡したという。

ペストの日本上陸に際して、北里柴三郎は感染拡大を防ぐために自ら陣頭指揮を執り、これを受けて東京市は予防のため、ネズミを１匹あたり５銭で買い上げたという記録も残っている。北里は公衆衛生の向上に力を注ぎ、当時は水洗ではなかったトイレと井戸の距離を離すことや、ネズミを捕るネコを飼うことを奨励するなど、広く啓発活動を行っている。

以降、昭和元（１９２６）年までの27年間に大小の流行が起こり、感染者の総計は２９

05名、死亡は2420名と報告されている。だが、昭和2（1927）年以降、国内での感染例はない。

病原菌そのものを攻撃できるようになったのは20世紀の半ば

現在、ペストは抗菌薬で治療可能な病気になっている。ペストに限らず、結核やコレラなど昔からある感染症の多くは、かつてのように死に直結するような病気ではなくなった。

これは20世紀の半ばになって抗生物質が実用化されたからだ。1941年、青カビが作り出すペニシリンの治療効果が確認されたことを皮切りに、抗生物質によって病原菌を直接やっつけることができるようになった（抗生物質とは青カビなど天然由来の物質を指す。薬剤としては抗菌薬や抗生剤と呼ばれる）。

抗生物質の発見と実用化は、医学の歴史が、それ以前と以降で区分できるほどの大きな出来事だった。人類は病原菌をピンポイントで叩くことが可能になったのだ。

それまで人類は、あらゆる感染症に対して病原菌を直《じか》に叩くことができなかったから、生体防御能を高めることによって治そうとしてきたのである。これは現代医学の基盤となっている西洋医学でも、漢方や中医学などの東洋医学でも変わらない。体のバランスを整え、免疫力に代表される生体防御の仕組みを最大限に利用して病気を撃退しようとしていたのである。

先述したように、19世紀後半になって、ようやく病気の原因になっている細菌の存在が証明され、最初に実用化されたのは、ワクチンや血清療法のような生体防御機構を利用して免疫をつける方法だった。もちろんそれ以前の種痘も同じである。

病原菌そのものを攻撃、排除して治せるようになるのは、20世紀半ばに抗生物質が登場してからである。抗生物質は、病原菌に対し人類が初めて手にした「武器」だった。

細菌は抗菌薬（抗生物質）で叩けるが、ウイルスには効かない。これは抗菌薬が細菌の細胞壁を壊したり、増殖の際に必要となるタンパク質の合成を邪魔したりするものだからだ。ウイルスに対しては抗ウイルス薬が使われる。

現代では、ウイルスが細胞にくっつくのを防いだり、細胞内でウイルスが遺伝子をコピーしようとする段階で邪魔をしたりする仕組みの薬剤が開発されている。ただ、非常に種類が多く、ぴったりと合う抗ウイルス薬を作るのが難しいことや、ウイルスの変異が速く薬剤耐性を持つウイルスがすぐに現れてしまうといった問題がある。

細菌も薬剤耐性が大きな問題になっており、研究が進めば進むほど、人間が細菌やウイルスを抑えつけて完全に勝利することの難しさが明らかになっている。

ウイルスは「生物」ではない

ここでいったん感染症の歴史から離れて、「新型コロナウイルス」や「インフルエンザウイルス」でよく耳にする「ウイルス」について説明しておこう。

ウイルスが非常に小さいことは72ページで触れた通りだが、大きさだけでなく、真菌や細菌とウイルスにはもっと根本的な違いがある。

真菌や細菌は小さくても細胞を持っている（細胞1個だけの単細胞生物である）。細胞とは、遺伝子とともに自分自身を維持したり複製したりする仕組みが入った小さな袋であり、生物の体を構成している基本単位である。すなわち真菌や細菌は、私たち人間と同じく、生命を持った「生物」なのだ。

これに対してウイルスは、遺伝子をカプシドと呼ばれるタンパク質の殻で包んだだけの非常にシンプルな構造をしており、生命を持たないものと見なされている。生物の定義である「細胞から成り立ち、自己複製できて、代謝の仕組みを持っているもの」に当てはまらないからだが、生物と物質の中間的な存在と言えるだろう。

つまりウイルスは、自分自身では複製ができない。では、どうやって増殖しているかというと、感染した生物の細胞を乗っ取って自らを複製させているのである（詳細は後述する)。

さらに遺伝子を詳細に見ると、真菌や細菌は遺伝子をDNA(デオキシリボ核酸)で持っている。遺伝子がRNA(リボ核酸)という生物は存在しない。

これに対して、ウイルスには遺伝子をDNAで持つタイプとRNAで持つタイプがある。天然痘ウイルスや風邪の原因となるアデノウイルスがDNAウイルスだ。インフルエンザウイルスや風疹ウイルス、そしてコロナウイルスはRNAウイルスである。

DNAもRNAも核酸と呼ばれる物質だが、DNAのほうが安定しており、RNAは不安定(変異しやすい)という性質がある。新型コロナウイルスの変異株が取りざたされ、インフルエンザウイルスの変異のしやすさが知られるようになったが、遺伝子をRNAで持つRNAウイルスであることが大きな理由である。

真菌や細菌、植物から人間まで、生物はすべて遺伝子を比較的安定した物質であるDNAで持ち、複製するプロセスで3種類のRNAが働く仕組みになっている。

自己を複製するために タンパク質を合成するとき、必要に応じて変化しやすいRNAを使っているのである。ウイルスにあるのはDNAかRNAによる遺伝子だけで、複製のための仕組みはそもそも持っていない。

たとえるなら、生物は細胞のなかに自らを複製するための設計図から生産設備まで持っている工場であるのに対し、ウイルスは設計図だけ入ったカプセルなのだ。

設計図自体、ウイルスは生物に比べるとはるかにシンプルだ。遺伝子のサイズは塩基対という単位で表され、新型コロナウイルスは約3万塩基対とされている。これに対し、細菌（大腸菌）は約420万～470万塩基対なので、ウイルスはおよそ1／150というサイズ。非常に小さくシンプルであるとわかる。

ちなみにヒト（生物としての人間）は約31億塩基対。きわめて複雑な設計図であることがイメージできるのではないだろうか。

ウイルスは細胞を乗っ取って増殖する

先にも述べた通り、ウイルスは自分自身では複製も増殖もできない。

そのためウイルスは、生物の細胞に侵入し、そこの工場設備を乗っ取って自分の設計図やカプセルを大量生産させることで増殖する。乗っ取るのはどんな細胞でもいいわけではなく、ウイルスごとに特定の細胞が決まっている。

たとえばインフルエンザウイルスなら、基本的に喉から肺にかけての上気道といわれる部位の表皮細胞で増殖する。それ以外の細胞には侵入できないのだ。皮膚に接触したり、食物と一緒に飲み込まれて胃に入ったりしても、皮膚や胃の細胞に入ることはない。

細菌に感染するウイルスもあり、総称してバクテリオファージと呼ばれている。やはり特定の細菌に、特定のバクテリオファージが感染するのだ。

では、あるウイルスが目指す特定の細胞にたどり着くとどうなるか。

まず、細胞膜の表面にある特定のタンパク質が目印になって、ウイルスがぴたっとくっつく「吸着」が起こる。新型コロナウイルスの場合は突起状のスパイクタンパク質を多数持っていて、これが細胞表面のACE2というタンパク質に結びつくのだ。スパイクタンパク質が鍵で、ACE2が鍵穴のような関係である。

ウイルスが吸着すると、細胞はパクッと食べるようにしてウイルスを内部に取り込んでしまう。これが「侵入」だ。

細胞の内部に入ったウイルスは、自分のカプセルを壊して遺伝子本体であるDNAやRNAを放出する。これが「脱殻《だっかく》」だ。乗っ取られた細胞はウイルスの遺伝子情報を元に、せっせとそのコピーを作ることになる。

コロナウイルスであれば（新型でなくても）、乗っ取られた細胞では新しいウイルスの遺伝子となるRNAと、カプセルとなるタンパク質を作る。このときは細胞が自分を複製するときの仕組みである「転写・複製」「翻訳」のプロセスが発動している。

完成したウイルスは細胞膜をまとうようにして細胞の外に出る「出芽」を経て、細胞

ウイルスの増殖プロセス

タンパク質の殻（カプシド）もしくは脂質膜と核酸ゲノムからなる構造体。
増殖に宿主細胞の生合成と複製機能を必要とする。

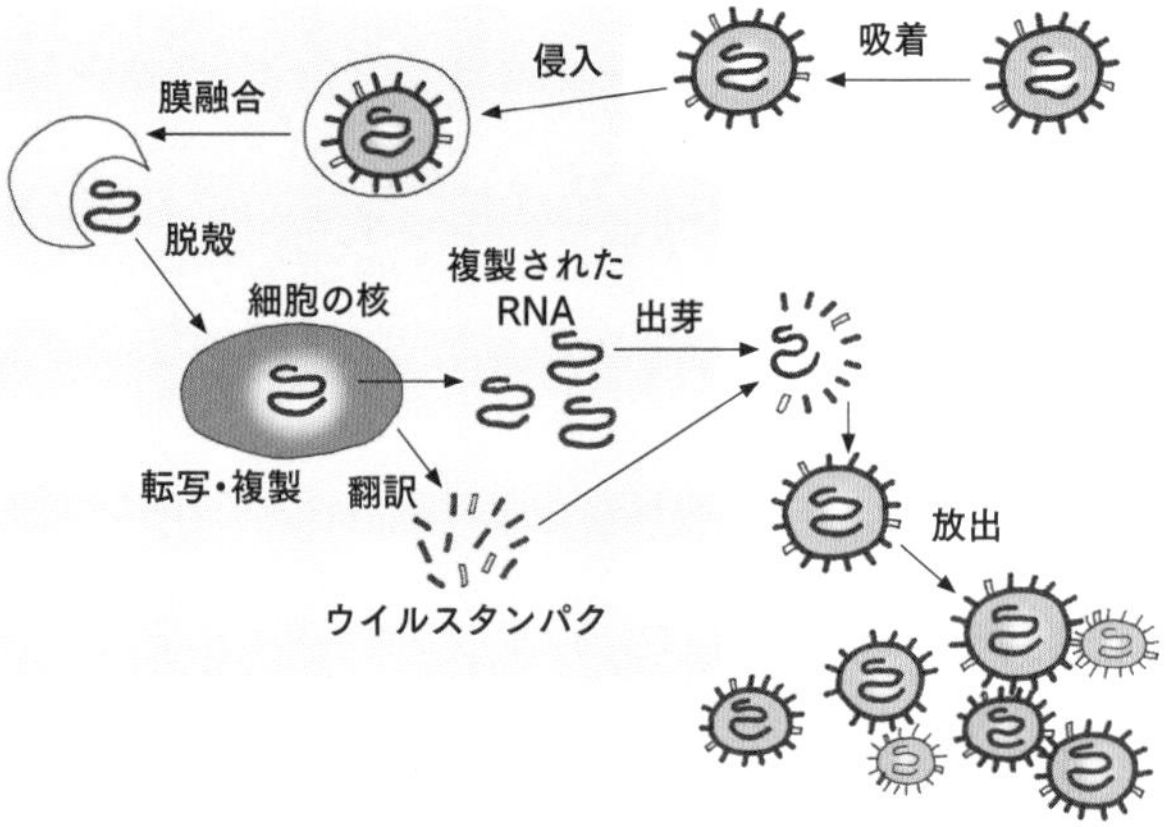

外へと「放出」される（上の図参照）。

細胞は2つに分裂することで増えていくのに対して、ウイルスの場合、遺伝子をコピー機で印刷し、細胞の工場設備で大量生産したカプシドを組み合わせる手法だから、驚くほど効率的だ。1日で1万倍から10万倍といった、ものすごい勢いで増えていくのがウイルスならではの特徴である。なかにはインフルエンザウイルスのように1日で100万倍になるようなウイルスもある。

次々と世代交代していくので、遺伝

子の突然変異も頻繁に起こる。

人間の一世代は約30年、世代交代には時間がかかる。しかも設計図を安定したDNAで持ち、エラーを修復する仕組みも備えているため、突然変異は簡単には起こらない。

一方、インフルエンザウイルスや新型コロナウイルスは設計図が不安定なRNAであり、エラーの修復システムもないので、どんどん変異していく。RNAウイルスの進化速度は、人間の１００万倍とされるくらい速いのだ。

人類の進化はウイルスがもたらした!?

ウイルスの感染は、およそ3億年前といわれる哺乳類の起源から、いやさらにその以前から存在していたことが判明している。哺乳類とウイルス、もちろん闘いもしただろうが、共生しながら存在してきた証拠もある。進化の長い歴史的時間で見ると、ウイルスは人間に病気を起こすだけの存在ではなかった。

31億塩基対あるヒトの全遺伝情報（ゲノム）のうちのおよそ50％がウイルスに由来するとされている。人類の設計図である遺伝子の「半分がウイルス感染の痕跡」なのだから驚くほかはない。

その証拠が、私たちの遺伝子にある「トランスポゾン」というゲノム上を自由に移動できる遺伝子のかけらである。なかでも「レトロトランスポゾン」と呼ばれるかけらは、「レトロウイルス」に分類されるウイルスが、自分の遺伝子を侵入した細胞に組み込んだ断片とされている。

ただ断片が残っているだけではない。太古においてレトロウイルスに感染して、遺伝子を組み込まれたことが、進化の原動力になったことも判明している。

ウイルスの影響を受けて進化してきた例を挙げよう。

私たちヒトも含め、大多数の哺乳類が持っているのが胎盤だ。胎盤とは子宮のなかで胎児とへその緒でつながっている組織で、そこには母体と胎児の血液が混じり合わないようにしながら、栄養や酸素、排出物を交換している特殊な細胞がある。

この細胞で、必要なタンパク質を作る遺伝子は、もともとはレトロウイルスだったことが判明している。つまり、太古の祖先がレトロウイルスに感染したからこそ、胎盤を持つ哺乳類が登場し、私たちヒトは、その末端に連なっているのである。

なぜわれわれヒトだけが知能が発達し、豊かな感情を持つようになったのかという疑問も、ウイルスが関わっていると考えられており、それを実証する研究が進んでいる。たとえば、突発性発疹を起こすヘルペスウイルスは、脳のアストロサイトという細胞に好んで取りつき、これがうつ病に関連することが報告されている。特定の神経細胞にくっつくウイルスが、人間の感情や知性に影響している可能性は高く、それを実証しようとしている段階である。

私たちの体から文化まで、今日があるのはさまざまなウイルスに乗っ取られた結果、とさえ言えそうだ。

人類の移動とともにウイルスも移動

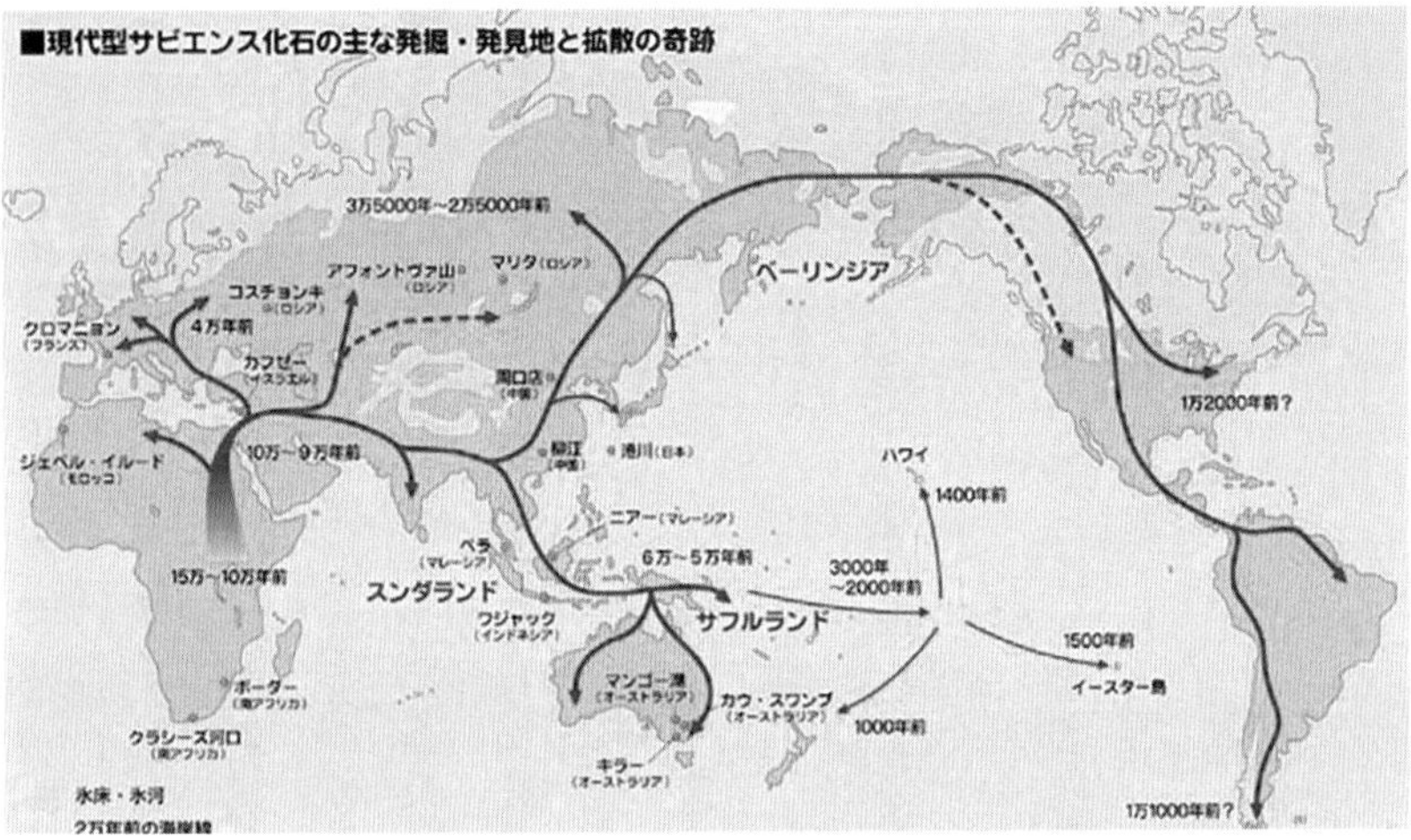

出典：九州大学総合研究博物館

ウイルスも細菌も、縁を切ることは不可能

ウイルスにとって、ヒトの体は最高の環境である。体温が一定の恒温動物であり、侵入したウイルスにとっては環境が変わらないためだ。恒温動物というと哺乳類と鳥類が該当するけれども、世界中のあらゆる環境下に進出しているのはヒトだけだ。

ウイルスは熱に弱いので、灼熱《しゃくねつ》の砂漠では生きられない。しかしそんな場所でもヒトは暮らしており、快適な環境をウイルスに提供しているともいえる。

人類は数百万年前にアフリカで登場し、大移動をして世界中に進出している。移動した先々で、その土地にいる野生動物が持っていたウイルスに感染してきた。繰り返し、ウイルスが原因の病気に苦しめられてきた一方で、感染してもほとんど健康に影響のないウイルスも多かったと考えられる。感染したウイルスは遺伝子を乗っ取って子孫にまで伝わっていくうちに、ヒトの遺伝子の多くの部分にウイルスの断片が残るようになったと考えられる。

ウイルスに限らず、細菌もわれわれ人間とは切っても切り離せない存在だ。

みなさんもご存じのように、細菌は腸のなかや皮膚の上皮、口のなかにもたくさんいる。細菌叢《そう》と呼ばれる、いわば細菌のバリアがあるおかげで、毒性の強い細菌が来ても定着しないのだ。

腸内細菌の存在も広く知られるようになった。腸内に住みついている細菌は100兆個といわれ、種類にすれば500~1000種もの細菌がバランスを取りながら棲んでいる。その様子を百花繚乱《ひゃっかりょうらん》の花畑にたとえて「腸内フローラ」とも呼ばれ、共生関係にある。

すなわち、人間は腸内細菌の棲みつく環境を用意する。その代わり細菌は、食べ物の消化吸収を助けたり、ビタミン、ホルモンの生成に関わったり、免疫力を高めたりといった働きをしているのだ。

また、免疫機能には腸が重要な機能を果たしていることをご存じの方も多いだろう。腸は、全身の免疫細胞の50%以上が存在するとされる、生体内最大の免疫組織でもある。

「ヨーグルトを食べると花粉症が改善する」という論文もあるが、これは腸内細菌のバランスを整えて免疫機能の状態がよくなることで、アレルギー反応である花粉症が抑えられるからである。

近年、肥満の人は肥満をもたらす腸内細菌を持っていると判明したことも興味深い。腸内細菌の移植によって、重症のうつ病を治療する研究も進められており、細菌もまた、人間の心から体までさまざまな面でコントロールしている。

細菌もウイルスも、今さら縁を切ることなど不可能なのだ。人間にとっての被害が最小になるよう工夫しながら、共存していくほかはない。

2　感染症に対峙してきた漢方

「やられたらやり返す」生体防御能

今まで述べてきたように、感染症は人類史上、ずっと大きな脅威だった。私たちの祖先は、カビ（真菌）や細菌、あるいはウイルスに感染して病気になっても、原因はわからないまま耐えるしかなかった。

文明が起こってからはずっと、医療の大きな目標は感染症の治療だったと言っても過言ではなく、漢方のなかにも感染症との闘いの歴史が刻まれている。約2000年前、前漢の医書とされる『黄帝内経《こうていだいけい》』には、すでに疫病の記載がある。

感染症の原因となっている病原菌をピンポイントで叩けるようになるには、抗菌薬の登場する20世紀を待たなければならなかった。それまでは、洋の東西を問わず、私たちの体が備えている生体防御能を最大限に利用してきたのである。

生体防御能を単純に言えば、病原菌に「やられたらやり返す」力のことだ。「倍返しだ！」までは必要ないが、人体は目に見えない敵にやられっぱなしになどならず、撃退する力を備えている。

ウイルスであれ細菌や真菌であれ、私たちはいつも何らかの「微生物」に曝《さら》されている。これらが人間の体内に侵入してきたとき、そのまま増殖を許したのでは死んでしまう。体内に入ってきた敵はしっかりと撃退する。ジッと耐えているだけではなく、自分の身を守る「やられたらやり返す」仕組みを、進化の過程で獲得したのである。

現在、生きている私たちは、感染症から生き残った人々の子孫なのだ。

生体防御の仕組み①　発熱、咳、嘔吐、下痢、不安、痛み

生体防御能のひとつが発熱、咳、嘔吐、下痢、不安、痛みといった体の反応だ。

病原微生物に対する宿主の反撃
～進化の過程で排除する仕組みを獲得～

発熱　→　病原微生物増殖抑制

咳
吐き気　｝病原微生物排除
下痢

不安
痛み　｝病原微生物侵入の警告

発熱は病原体増殖に対する最大の防御機構
高齢者は知らない間に肺炎、虫垂炎からの腹膜炎を起こす
デング熱は解熱剤で重症化
O157感染症では下痢を止めると重篤化

「どれも不快であまりいいものじゃないなぁ」と思ったかもしれない。しかし、こうした反応はみなさんが想像する以上に、生体にとって重要である。もし、こうした反応がなかったなら、侵入してきたウイルスや細菌などのなすがままになって、死にもつながる深刻な状況になりかねない。

どういうことか、説明しよう。

まず、発熱にはウイルスや細菌などの増殖を抑える効果がある。咳、嘔吐、下痢というのはこうした微生物を体から排出する仕組みだし、不安や痛みは侵入に対する警告だ。

たとえばデング熱では解熱剤を飲んで体温を下げると重症化することが知られている。熱は感染制御には大事な手段なのである。

また、消化器感染症のノロウイルス、カンピロバクターなどは、多くの場合、下痢が出るだけ出れば自然に治る。死者を出すほど重症の食中毒を起こすＯ１５７（腸管出血性大腸菌）に感染した場合、下痢を止めると重篤化することもわかっている。

発熱や咳、嘔吐、下痢、不安、痛みといった不快な症状は、生体が病原微生物と懸命に闘っている証拠だから、闘いの最中にその戦力を削いではいけない。

高齢者が感染症に罹ったとき、いちばん怖いのは熱が出ない状態である。

高齢者は熱を出す力が弱いため、肺炎球菌に感染しても気づかずに重症化していることがある。誤嚥性《ごえんせい》肺炎も、無症状のまま急に呼吸不全になるのはこうした理由である。

また、虫垂炎からいつのまにか腹膜炎になっているというケースもある。熱が出ないことはかえって怖いのである。

生体防御の仕組み②　2段構えの免疫システム

もうひとつ、私たちが獲得した生体防御の緻密な仕組みが免疫である。ご存じの通り、ウイルスや細菌などから体を守ってくれるものだ。同じ条件なのに風邪をひきやすい人と、風邪を寄せつけない人の違いは、免疫による防御能力の違いと考えられる。

免疫を詳しく見ると、自然免疫と獲得免疫という2段階から成り立っている。どちらも侵入した異物を撃退する役割だが、それぞれに特徴があり、補い合って働いている。

自然免疫は生まれつき体に備わっているもので、免疫細胞が自分と自分以外（非自己）を認識して、非自己である病原体をいち早く発見、攻撃して排除する。

免疫細胞として中心的な働きをするのは、細菌などの異物を食べて処理するマクロファージや好中球、好酸球、ウイルスやがん細胞を除去するＮＫ（ナチュラルキラー）細胞、樹状細胞などだ（次ページの図参照）。こうした細胞は、どんな相手でも食べて排除するので、貪食《どんしょく》細胞と呼ばれているが、ただ食べるだけでなく、異物の情報を獲得免疫で働く免疫細胞に伝える役目も担っている。

感染直後から初期の段階は、もっぱらこの自然免疫が、侵入してきた病原菌に立ち向かうのである。

もうひとつの獲得免疫は、侵入した病原体の情報を記憶し「この相手を攻撃しろ」という指令の下、効率よく正確に攻撃するのである。こちらは、生まれながらに備わっておらず、後天的に獲得するものだ。

自然免疫はウイルスのような小さい病原体や、細胞のなかに入り込んでしまった状態への対処は難しいという弱点があるのだが、自然免疫で時間を稼いでいる間に獲得免疫が働く準備が整う。

獲得免疫はより効率的に、的を絞って敵を攻撃する巧妙な仕組みを持っている。獲得免疫で働く主な細胞には、攻撃の司令塔になるTリンパ球の一種であるヘルパーT細胞、

自然免疫と獲得免疫、免疫細胞の種類

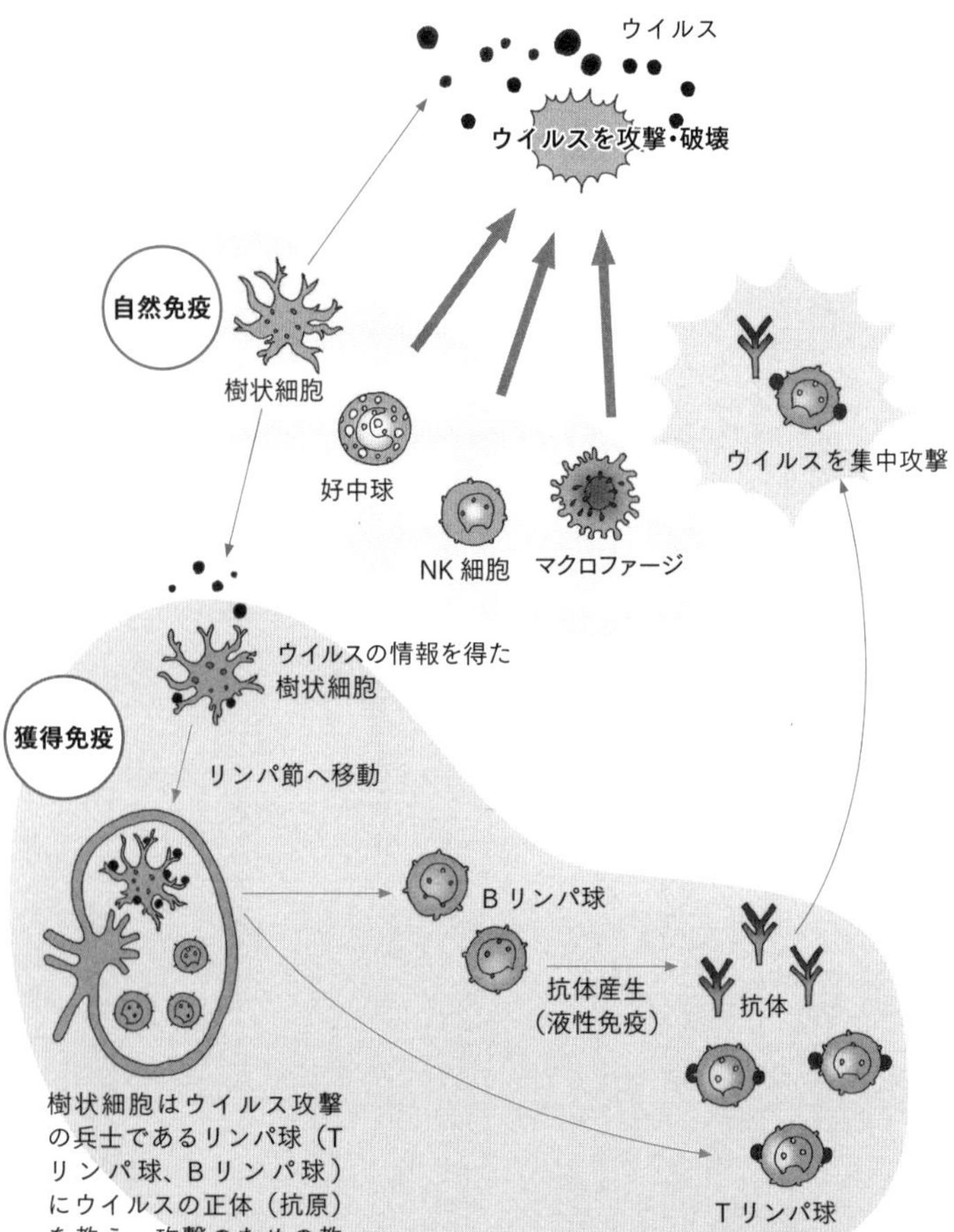
樹状細胞はウイルス攻撃の兵士であるリンパ球（Tリンパ球、Bリンパ球）にウイルスの正体（抗原）を教え、攻撃のための教育を施す
（細胞性免疫）

攻撃用の武器（抗体）を作るＢリンパ球、ヘルパーＴ細胞の指示でウイルスに感染した細胞を破壊するキラーＴ細胞などであるが、その連携は実に見事である。

まず、自然免疫として出動した貪食細胞は、病原体などの異物を食べて排除するとともにヘルパーＴ細胞へ異物が持つ特定のタンパク質（抗原）の情報を伝える。情報を受けたヘルパーＴ細胞は、サイトカインを放出してキラーＴ細胞を活性化し、病原体を攻撃するよう指示する。また別のサイトカインを放出して、Ｂリンパ球を成熟させて形質細胞にし、この形質細胞はどんどん抗体を産生する。抗体とは、敵の持つ抗原にのみ反応して排除するタンパク質で、抗原の働きを失わせたり、異物の細胞を壊したり、貪食細胞に食べられやすい形にする働きをする手裏剣（武器）のようなものである。

このように獲得免疫は、高度に進化した免疫の仕組みにより、効率的に病原体を攻撃できる。病原菌が侵入したときの、初期対応としての自然免疫から高度な獲得免疫へとうまくつながることで、〝敵〟の病原微生物を排除することが可能になるのだ。

新型コロナウイルス感染症を重症化させる免疫系の過剰反応

免疫細胞の情報のやりとりは、サイトカインという小さなタンパク質を介して行われている。サイトカインは、免疫細胞を活性化させたりブレーキをかけたりする役割を担っている物質の総称で、非常にたくさんの種類があり、インターロイキン類、インターフェロン類ほか約800種類が見つかっている。

果たしている役割から大別すると、アクセルの役割を持つ「炎症性サイトカイン」と、ブレーキ役である「抗炎症性サイトカイン」に分類でき、両者がバランスを取ることで、免疫を活性化して異物を排除しつつ、反応が過剰にならないよう抑制しているのだ。

ところがウイルスや投与された薬物が原因になって、このバランスが崩れることがある。炎症性サイトカインの分泌が過剰になると、炎症反応が強くなりすぎて自分の細胞まで傷つけてしまうのだ。これが「サイトカインストーム」（サイトカインの嵐）である。新型コロナウイルス感染症で重症化するケースでは、このサイトカインストームが起こっていることが、流行の早い段階から知られており、診療の現場ではサイトカインストームへの対応が重要なポイントとなっている。

デキサメタゾンというステロイド薬（副腎皮質ホルモン）が重症化例に使われるのは、こうした免疫の暴走を抑えるためである。

さらに最近、重症化の要因として「好中球細胞外トラップ」という免疫の仕組みが注目されている。

好中球は自然免疫の中心的な役割を果たしている貪食細胞のひとつである。血液の流れに乗って体内をパトロールしており、細菌などの敵（異物）を見つけると食べて処理している。好中球の持つ〝攻撃の技〟はそれだけだとされてきたのだが、食べ切れないほど敵が多い場合に繰り出す必殺技があることが明らかになってきた。

それが、自分の体の中身を投網のように敵の群れに放出して撃滅する必殺技「好中球細胞外トラップ」である。

この技を繰り出すときを詳細に見ると、最初は好中球自身の細胞機能を保ったまま放出するパターンで始まるのだが、時間経過とともに戦況が改善されないとか、悪化していると判断されると、自らの命と引き換えに放出する〝特攻型〟になってくる。

この捨て身の攻撃が、血栓をはじめとした種々の合併症を起こすことが判明したのだ。そのため「好中球細胞外トラップ」による捨て身の攻撃が始まる前に、制御をしなくてはならないと考えられるようになっている。

免疫システムは非常に巧妙で精緻《せいち》であるだけに、少しバランスが崩れると思わぬ問題が生じる「両刃《もろは》の剣《つるぎ》」である。強ければいい、高めればいいというわけではなく、健全にコントロールされている状態を保つことが重要である。

漢方治療とウイルスによる急性熱性疾患

新型コロナウイルスに対しては、ウイルスそのものを攻撃する抗ウイルス薬の開発が世界中で精力的に進められているものの、特効薬はまだ登場していない。有効な治療薬が登場するまで、目の前の患者を救う手立てとして、漢方が活用できることを、ぜひ多くの方々に知っていただきたいと思う。

一般に、漢方は慢性疾患の治療に向いていて、急性感染症には効果がないと思われがちだが、これはまったくの誤解である。

たとえばインフルエンザに対する漢方治療では「**葛根湯**《かっこんとう》」、「**麻黄湯**《まおうとう》」、「**大青竜湯**《だいせいりゅうとう》」などを処方する。現在の医療現場ではタミフルやリレンザ、イナビル、ゾフルーザといった抗インフルエンザ薬（抗ウイルス薬）が使用されることも多いが、こうした漢方薬も治療効果に遜色《そんしょく》がないことは、われわれも報告している。特に初期に服用した場合、一夜にして症状が治まる例も経験している。

２００９年に新型インフルエンザが猛威を振るったとき、予想される患者数に対して、日本国内にタミフルなどの備蓄が足りないといって大騒ぎになったことを記憶している人もいるかもしれない。このときもこれらの漢方薬はよく効いた。

「**葛根湯**」、「**麻黄湯**」、「**大青竜湯**」は、およそ1800年も前に古代中国で書かれた『傷寒論』に出てくる処方である。これは漢方の治療体系の起源に当たる書物で、急性の熱性感染症に対する治療法が、症状の経過とともに事細かに記してある。

ウイルスの正体が明らかになったのは20世紀に入ってからのことであり、現代の抗ウイルス薬のように原因のウイルスを直接叩くものではない。生体防御の仕組みを最大限に働かせることで、病気を乗り越えるのである。

1800年前も現代も、生物として見る限り人間は基本的に変わっていない。昔に比べると現代人はすっかり虚弱化しているという見方もあるけれども、生理学的には同じヒトである。状態や経過に合わせて用いる限り、当時の薬が現在も有効であることに不思議はない。現代の日本でも漢方を学ぶときは、この『傷寒論』を徹底的に読み込むことから始まるのである。

スペイン風邪と対峙した漢方

今回の新型コロナウイルスによるパンデミックがよくなぞらえられるのが、約100年前のスペイン風邪である。「風邪」と名前がついているけれども、インフルエンザウイルスによるもので、「史上最悪のインフルエンザ」とさえ呼ばれていた。

スペイン風邪のパンデミックは、第一次世界大戦中の1918年に始まり、全世界で感染者数が5億人、死亡者数は5000万～1億人ともいわれている。

第一次世界大戦の終結を早めたのもスペイン風邪だった。ヨーロッパ戦線では戦闘による死者よりも、スペイン風邪で死亡する将兵が上回り、戦争の継続どころではなくなったのだ。戦争が終わったのはよかったのだが、戦地で感染した兵士が本国にウイルスを持ち帰って、世界中を巻き込んだ大流行になった。

翌1919年に流行が収まるまでに3度の波があり、第二波が感染者数、死者数とも最大であった。世界人口の1／3が罹ったとの推計があるが、正確な数字はわからない。日本では感染者数が2380万人、死亡者数が39万人とされている。もっともこれは内務省の発表した数字であり、実際にはもっと多く、約45万人が死亡したとする推計もある。いかに猛威を振るったかが想像できるのではないだろうか。

もちろん当時は抗ウイルス薬などない。死因の多くは細菌の二次感染による肺炎だったとされるから、現代なら抗生物質の投与で救えた患者も多かっただろう。しかし当時は抗生物質の発見以前だ。

そうした時代背景のなかで、日本では漢方が活躍した。

折しも、明治維新後に西洋医学が主流になり、漢方医学は衰退しつつあったのだが、そんななか、森道伯《もりどうはく》という漢方家は、スペイン風邪を3つのタイプに分け、胃腸型には「**香蘇散**《こうそさん》」、肺炎型には「**小青竜湯**《しょうせいりゅうとう》」、脳炎を合併した場合には「**升麻葛根湯**《しょうまかっこんとう》」をそれぞれベースに、状態に合わせた生薬を配合した漢方薬で、多くの患者を救っている。

また、幕末から明治にかけての漢方の名医である浅田宗伯《あさだそうはく》の一番弟子・木村博昭《きむらはくしょう》は、初期から高熱を発する患者に「**柴葛解肌湯**《さいかつげきとう》」や「**大青竜湯**《だいせいりゅうとう》」を処方して、非常にいい成績を収めたという記録が残っている。彼の患者からは死亡者は1人も出なかったとも伝えられている。

今も昔も漢方医は『傷寒論』を学んでいるから、当然、感染症に漢方が有効であることを知っている。

抗菌薬や抗ウイルス薬の登場以前、感染症が猛威を振るっていた時代の漢方医は、感染症の怖さを熟知し、鬼気迫る気迫で感染症の治療に取り組んでいた。全国で漢方医が、スペイン風邪の治療に取り組んだことは間違いない。

症状の変化が激しいのが急性の熱性感染症の特徴である。刻々と変わる症状には臨機応変に、変化のないときは処方を変えないといったバランスを取りながら、「証」を見間違うことなく処方を選ぶことを随証治療《ずいしょうちりょう》と呼ぶが、これこそ感染症の治療の要諦である。

時代は変わり、漢方の治療対象は感染症よりも慢性疾患へと移っている。エキス剤も登場して便利な時代になったけれども、「生体防御能を最大限に活用する」という漢方の本質は変わらない。今こそ『傷寒論』の知恵を生かし、その成果を発揮すべきときがきたのではないかと考えている。

感染症との闘い

大塚敬節（1900〜1980）は昭和の漢方医だが、多くの治験例を残している。なかでも戦前の治験例には結核、破傷風、梅毒、虫垂炎、腸チフス、肺炎、麻疹など、感染症との闘いの記録がとても多い。

実は敬節は自分の子を疫痢で亡くしている。当時はすでに「漢方医」という資格はなく、敬節は熊本医専（現在の熊本大学医学部）を卒業して、西洋医学の医院を継承していたのだが、感染症で長女を亡くしたことがきっかけとなり、西洋医学への限界を感じて漢方治療にのめり込んでいく。

湯本求真《ゆもときゅうしん》の著書『皇漢医学《こうかんいがく》』を読み込んで、妻と幼い長男を残して単身上京し、湯本門下に入るのである。実のところ湯本求真も、子どもを疫痢で失って漢方を究《きわ》めようと決心したのであった。

その意味において、この師弟にとって感染症との闘いはまさに真剣勝負であった。治験例を見ても鬼気迫るものがあり、単に漢方薬を処方して終わり、という例は一切ない。その反応をじっくり観察し、ときに夜通し患者の様子を診たりもしている。当時は往診もしており、いったん重篤な感染症の患者さんの依頼があれば、毎日のように往診して様子を観察している。

これはまさに『傷寒論』の治療指針通りである。たとえば『傷寒論』の基本処方である「**桂枝湯**《けいしとう》」の飲ませ方は、「煎じて適温にして飲ませた後、しばらくしてから熱い薄い粥《かゆ》を食べさせて、蒲団《ふとん》をかぶって二時間くらい様子を見る。もし少し汗ばむようであればもう飲まなくていい。もし汗が出なければ、間隔を短くして半日ばかりの間に一日分を服用するように」という指示がある。

慢性疾患の治療では、症状が安定していれば90日処方なども許されるが、感染症の場合にはつきっきりで観察する必要があるのだ。そして、「証」が変わったらすぐに対応して漢方薬も変える必要がある。これが随証治療である。

今でこそ、漢方薬は慢性疾患の治療薬、と勘違いされているが、少なくとも昭和の漢方医たちは、症状が急変しやすい感染症と真剣に闘ってきたのである。

新興感染症は今後も繰り返される

われわれの身のまわりは、空気中も池や海の水のなかもウイルスであふれている。細菌もあふれているが、細菌に感染するウイルスも数多くあり、われわれは日々、莫大な数のウイルスと接触しているのである。

しかしながら、人間に感染して病気を引き起こすウイルスは非常に限定的であり、ほとんどのウイルスは人間の細胞には侵入しない（できない）し、増殖もしない。

そもそもウイルスが地球上にどのくらいいるのかはわかっていない。動物が持っているウイルスは、既知のウイルスの何千倍か何万倍と無数にあるのだが、そういったものに私たちは接触することなく日々、暮らしている。

ところが森林伐採など自然破壊をして、野生動物の領分を浸食していくと、出合うはずのない野生動物と触れ合うことになる。これら野生動物は未知のウイルスをたくさんかかえながら共生している。なぜなら病気を引き起こして宿主が死んでしまっては、ウイルス自体にとっても不利益になるので、共生という方法でウイルスも生き延びているからだ。

感染によって病気になるのは「本来は侵入しないはずの細胞に入ることができた場合」である。本来は森林のなかで、人間とは遠いところにいた野生動物と共生していたウイルスが人間に接触してしまう。それが新興感染症の主な原因である。自然破壊が進む限り、こうしたことは今後も起こり得ることは覚悟しなければならない。

たとえばインフルエンザウイルスは本来、水鳥の腸管の細胞にいるウイルスだ。水鳥には病気を起こさないようだが、ヒトの上気道に侵入する力を獲得したことから、高熱や咳などのつらい症状を引き起こす感染症になったとされている。ウイルスはごく短期間に変異するので、動物からヒトへと感染することは一定の確率で起こり得る。

そうしたことから考えると、今回の新型コロナウイルスのような新興感染症は、今後も繰り返されることは確実である。

新型コロナウイルスの流行前にも、中東呼吸器症候群（MERS）、重症急性呼吸器症候群（SARS）など、新たなウイルス感染症が流行するたび、野生動物との関係が取りざたされていた。MERSではヒトコブラクダ、SARSではキクガシラコウモリが本来の宿主だとされている。どちらもコロナウイルスの一種で、変異しやすいRNAウイルスなのだ。

ひとたび人間にも感染するとなると、昨今のグローバル化した社会では、瞬く間に世界中に広がっていく。すなわちパンデミックである。今後も新たなウイルスが現れて、私たちの生活をおびやかす可能性は、おそらく想像以上に高い。

今回の新型コロナウイルスは、２０１９年12月以降に中国・武漢市から流行し、WHOが「パンデミック相当である」と発表したのが２０２０年３月11日のことだった。日本でも「もっと早く国を閉ざすべきだった」という声が上がったが、グローバル化の進んだ現代、海外との往来を完全に止めてしまうのは容易ではない。

感染症に対抗してきた漢方の知恵を活用

こうした新興感染症に対して、漢方は最前線の防御法となる。「生体防御能を最大限に活用する」という本質ゆえ、病原微生物が不明の時点から対応できるのだ。

私たちも、インフルエンザウイルスを使った動物実験で、漢方薬の予防的効果を報告している。その機序として、漢方薬が感染で宿主細胞に付着することを防いだり、細胞内のミトコンドリア機能を回復させたりすることで、ウイルス排除機能を保つことなど、実に多種多様な仕組みで、生体側を変化させることで効果を発揮しているのであった。

すなわち、特定のウイルスを判別して作用するのではなく、ウイルスの種類を問わず、生体防御能を最大限に駆使して、体を守るのである。

変異の早いウイルスに対しては、ワクチンや抗ウイルス薬の開発にはかなりの困難が予想されるが、それまでの期間、重症化させないよう漢方治療を施すことができれば、医療崩壊を防ぐことが可能になる。耐性菌や耐性ウイルスを作らないというメリットも大きい。


新型コロナウイルスのパンデミックがいつまで続くのか、現時点ではわからない。過去のSARSやMERSのパンデミックのように、突然、収束が訪れるケースもしばしばある。しかしウイルス自身がなくなったわけでなく、動物の間で潜行し、また形を変えて人に感染するのである。

序章でも述べたように、漢方には、感染症に対抗する人類の２０００年以上にわたる知恵が詰まっている。これを活用しない手はない。

コラム

日本で発展した漢方医学

日本の漢方医学は実学重視

「漢方」とは日本で独自に発達した伝統医学を指す。

中国の伝統医学は「中医学」、韓国では「韓医学」と呼ばれ、共通点も多い一方で、WHOが提唱するように、地域の多様性も重視すべきであろう。

東アジアにおいて古代中国は、ヨーロッパにおけるラテンのような存在だから、共通する部分も多いのだが、古代中国に発した源流が分岐して長いときを経るうちに、各国において、多様な伝統医学に発展していったのである。

漢方は、中国から5～6世紀に伝わった医学が、日本風に発展してきたものだ。

江戸時代にオランダから西洋医学が伝わって「蘭方」と呼ばれるようになると、それまでの独自の医学を区別する必要が生じて、「漢方」と命名されたものである。従って、漢方はわが国の造語であり、国際的には、Kampo Medicine は Traditional Japanese Medicine を意味する。

日本の伝統医学が中国から離れたのは、起源においては非常に実践的だった古代中国の医学が、時代が下るとともにどんどん観念的になっていった中世だった。

中国で1800年前に書かれた医書『金匱要略《きんきようりゃく》』や『傷寒論』は、治療のためのシンプルな指示書である。たとえば「熱が出て、汗が出ないときにはこの薬がいい」「熱とともに汗が出て、こんな状態ならこの薬を使う」など、きわめて具体的に記されている。しかも、現在でも実際に効果がある。

ただ、効果があると「なぜこの薬が効くのか」「どうしてこの病気が治ったのか」と、理論で説明したくなる。文明国ほど、その誘惑に駆られてしまうのかもしれないが、中国では理論を肉づけしていくなかで、実践から離れてしまう。これに対し日本では、江戸時代に「シンプルな『傷寒論』の時代に戻ろう」という運動が興り、独自の伝統医学である漢方の体系ができあがっていったのである。これを古《こ》方《ほう》派と呼ぶが、その代表が18世紀に活躍した吉益東洞《よしますとうどう》である。吉益東洞はその著『類聚方《るいじゅほう》』の冒頭に「医の学たる、方のみ」と断言し、余計な理論をすべて排除し、治療結果でのみ効果を示す、という実学を重んじる漢方の礎《いしずえ》を築いた。また、東洞は日本独自の診察法である「腹診」を重視した治療を行ったことにおいても、日本漢方の祖とも呼ばれている。

西洋医学と伝統医学を融合した統合医療の時代

１９９０年に世界中で、西洋医学以外の治療にも注目した「補完代替医療」が注目されるようになった。しかし最近の潮流は、両医学を融合した「統合医療」である。

２０１９年にはＷＨＯの国際疾病分類第11版が承認されたが、このなかには日中韓の伝統医学の分類が入っている。漢方の「証」についても言及のあるこの新しい章は、その分類だけを使用するのではなく、西洋医学的病名とともに伝統医学の分類を用いることが推奨されている。これも統合医療の考えである。

東西医学はそれぞれに長所、短所を持っている。分析と病因追究により発展した西洋医学は、遺伝子レベルで病気を捉えることができるようになっている。その一方で、システムとしての生体を理解するには、局所のみでは理解できない。一方東洋医学は全体把握には適しているが、局所の治療においては西洋医学のほうに利がある。

こうした両者の長所を生かして、短所を補い合う「採長補短《さいちょうほたん》」の考え方は、『重訂解体新書』に関わった大槻玄沢《おおつきげんたく》が提唱している。

世界に先駆けて全身麻酔で手術に成功した華岡青洲《はなおかせいしゅう》も、東西医学の両方を駆使した先駆者である。麻酔薬である「**通仙散**《つうせんさん》」を「蔓陀羅華《まんだらげ》（チョウセンアサガオ）」や

「附子《ぶし》（トリカブト）」といった生薬から作り、手術前後には漢方薬を用いて術後の回復を早めた。

現在の日本では、医師の8割以上が、日常診療に漢方薬を用いており、医療現場では、当たり前のように東西医療が融合した医療を受けることができる。

WHOが国際疾病分類に新たに伝統医学の章を盛り込んだことで、こうした動きが国際的にも加速することが期待される。

漢方薬の味が「心地いい」と感じられるとき

そもそも、漢方薬とはどんな薬なのだろうか。

漢方薬とは、53ページでも述べた通り、一定のレシピによって数種類の生薬を組み合わせて作られた薬（これを「方剤」と呼ぶ）である。生薬とは、植物を中心とした薬理作用のある天然由来の産品を乾燥させたものだから、特有の風味がある。

西洋薬は、ほとんどが化学的に合成された物質であり、飲みにくい風味があったとしてもそれを感じさせないよう、錠剤やカプセルになっているのとは対照的だ。

みなさんのなかには、漢方薬に「苦い」、「ヘンな味」がする、「独特の匂い」があるなどといったイメージを持つ方もいるかもしれないが、実は、味や匂いも大切な意味を持っている。

味については酸《さん》・甘《かん》・苦《く》・辛《しん》・鹹《かん》（塩辛い）の五味があり、味で薬理作用が決まると考える。酸味は収斂《しゅうれん》（引きしめる）作用、甘味は滋養作用、苦味は燥湿《そうしつ》（余分な水分の滞りを取り去る）作用、辛味は発汗・発散作用、鹹は軟堅（堅いものを軟らかくする）作用と、瀉下《しゃげ》（有害物質を排泄する）作用があるとされている。

また匂いには、「気（生命活動の根本的なエネルギー）」の流れを整えたり、衰えを抑えたりする働きがある。生薬には、日本人にも馴染みのある「薄荷《はっか》」や「紫蘇《しそ》」など香りのよいものも多い。「茴香《ういきょう》」は西洋ハーブのフェンネルのことだし、「桂皮《けいひ》」はスパイスとして使われるシナモンだ。

こうした多彩な生薬の組み合わせによって、実にさまざまな風味となるのが漢方薬である。たとえば「**葛根湯**《かっこんとう》」であれば、「葛根」、「麻黄《まおう》」、「桂皮」、「芍薬《しゃくやく》」、「生姜《しょうきょう》」、「大棗《たいそう》」、「甘草《かんぞう》」の配合量が決まっており、シナモンの甘く爽やかな香りに「生姜」の辛みや「大棗」・「甘草」の甘みなどが絡み合う。ちょっと変わったハーブティーのように感じる人もいるだろうし、薬臭いと感じる人もいるかもしれない。

私たち漢方医にとって、漢方薬を服用した患者さんの感想も大切な情報になる。というのも多くの場合、漢方薬の味は患者さんそれぞれの「証」に合っていると美味しく感じるものだからだ。苦味の強い薬など、積極的に「美味しい」とは感じないまでも、案外、違和感なく飲めて不思議に心地よかったりもする。

簡便なエキス剤が主流だが、煎じ薬ならではの利点がある

伝統的な漢方薬の多くは「煎剤（煎じ薬）」だった。複数の生薬を刻んで配合した

もので、服用するときは水から煮出してかすを漉《こ》し、煎じた液体を飲む。
また、「**当帰芍薬散**《とうきしゃくやくさん》」や「**四逆散**《しぎゃくさん》」のような生薬を細かく砕いた散剤（粉薬）や、砕いた生薬を蜜で丸めた「**八味地黄丸**《はちみじおうがん》」や「**桂枝茯苓丸**《けいしぶくりょうがん》」といった丸薬もある。生薬を砕くのは薬研《やげん》という器具である。映画『赤ひげ』で有名になった、江戸時代の医者が車輪のようなものでゴリゴリと生薬を粉砕する道具である。現代ではミルで一気に粉砕する。これらは熱に弱い成分や、加熱で蒸発しやすい芳香性の精油成分を含んだ生薬が使われているため、煎じ薬でなく「散」や「丸」という形を取っている。

散剤は煎じる手間もなく、すぐに服薬できる利点があり、丸薬は少しずつ胃のなかで溶け出して効力を発揮するように工夫されたものだ。これら剤形の違いというのは、それぞれ生薬の薬効が最大限に働くよう、長い歴史のなかで工夫されてきたのである。

現在、医療機関で多くの場合に処方される漢方薬はエキス剤と呼ばれ、煎じ薬を熱風で急速に乾燥（噴霧乾燥＝スプレードライ）させて作られたもので、いわばフリーズドライのコーヒーやスープのようなものだ。

エキス剤は、基本的には湯飲み茶碗半分くらいの熱湯で溶かして服用する。溶けるまでしばらくかかるので、しばらく待ってすっかり溶けてから飲む。うまく溶けなければ、電子レンジで20～30秒ほど温めてもよい。

エキス剤にはこのほか錠剤やカプセル剤もあって、普段から見慣れた西洋薬とほとんど同じ形状をしている。簡便で扱いやすく、品質も安定しており、煎じ薬よりも匂いや味が気にならない点でも使いやすい。

大方の病気にはこのエキス剤で対応できるので、現在の主流になっている。

しかしながら煎剤、いわゆる煎じ薬が望ましいケースもある。生薬の配合を細かく調整する必要がある場合だ。コロナ禍で登場した「**清肺排毒湯**《せいはいはいどくとう》」のように、煎じ薬しか存在しない場合もある。また、55ページでも記したように、日本人に合うように中国のオリジナルの配合を加減できるのも煎じ薬ならではの利点である。

「**清肺排毒湯**」は、急性疾患に対して、１週間、どんなに長くても２週間だけ服用する薬だが、慢性疾患の場合には、日常的に飲み続けてもらう漢方薬もある。こうした場合、エキス剤もあるけれども、「**補中益気湯**《ほちゅうえっきとう》」など、煎じ薬であれば患者さんに合わせて細かく調整できるし、手間はかかるけれども、毎日煎じることで健康意識も高まる。

インスタントコーヒーとドリップコーヒーが違うように、煎じ薬では生薬の香りもしっかりと感じられるため、香りによる相乗効果も期待される。実際、コーヒーメーカーのような自動煎じ器もあるので、いくぶん手間は省けるはずである。

漢方医院に通院する患者さんはさまざま

現在、日本ではおよそ90％の医師が日常の診療で漢方薬を処方している。「なんとなく不調」といった不定愁訴や更年期の症状など、西洋医学が苦手とする症状に対してよく使われており、一部の疾患では漢方薬を第一選択に挙げる医師も多い。風邪の治療に漢方薬を処方する医師も増えている。解熱剤で熱を下げたり、咳止めで咳を止めたりと、症状に対してピンポイントで治すよりも、生体防御能を高めたほうが、結果的に治りがいいことが広く知られてきたからだ。

日ごろから漢方薬を使っている私たちは「漢方薬がこの病気に効いた」といわれて意外に思うことはないけれども、一般の人には意外だったり驚いたりすることも多いようだ。

ただ、何らかの機会に漢方薬を飲んだことから、その効き目を実感する人も少なくない。

私が診ている患者さんにもこんな人がいる。60代の男性で、若いころから自転車を趣味としていて、週末は100キロメートルくらいの遠出を楽しんでいたそうだが、50歳前後から、よくこむら返りを起こすようになったという。

帰り道の峠でふくらはぎや腿《もも》が攣《つ》ると大変だ。しばらく休んで筋肉を伸ばしたりマッサージしたりしても、少し力を入れるとまた攣ってしまう。何度かそんなことがあって、不安から遠出も控えがちだったそうだが、あるとき仲間と出かけて、やはりこむら返りを起こしてしまった。仲間のひとりが「これを飲むとすぐ治るから」と、常備しているという「**芍薬甘草湯**《しゃくやくかんぞうとう》」をくれたので服用したところ、５分もしないうちにすっかり治まり、その後の帰路も順調で驚いたそうだ。

「半信半疑で飲んだのですが、本当にすぐに効果が出たのには驚きました。漢方薬はジワジワ効くものだというイメージがたちまち変わりました」とのことである。

実際、患者さんが漢方に興味を持つ理由はさまざまだ。

今回のコロナ禍で私が診療した患者さんの大半は、大塚医院の患者さん、もしくは個人的な知り合いから相談された方である。ネットなどで調べて電話をかけてきた患者さんももちろんいるが、比率は低い。感染症に対して漢方が有効だ、という考えがない人が漢方治療に行き着くことはない。

漢方に関心を持つ人がもっと増えて、感染症に対する漢方治療の利点が広く知られるようになってほしいと心から願っている。

第2章

感染症に対する漢方治療

新型コロナ感染症における漢方の守備範囲

ウイルスは目的とする細胞に入ると、猛烈な勢いで増殖する。これは第1章で述べた通りである。とはいえ、体内に入ってくるウイルスの量はそれほど多いものでなければ、また体の免疫が勝ればウイルスを増殖させず、排除することが可能である。

しかしウイルスが免疫に勝ってしまうと、加速度的にどんどん増殖をしてしまう。たき火をしているとき、「このままでは火が大きくなって危ないかも」という段階ならバケツの水で消し止められる。けれども、火が大きくなりすぎて周囲にまで燃え移ると、バケツの水はもちろん消火器でも役に立たない。そうなると手がつけられなくなって、火事になってしまう。

感染症においても、その考え方はまったく同じである。新型コロナウイルスも、ごくわずかでも体内に入ってくれれば、ただちに感染、発病するというわけではない。風邪やインフルエンザの場合もそうであるように、自然免疫が勝って排除されているケースが

漢方治療の守備範囲

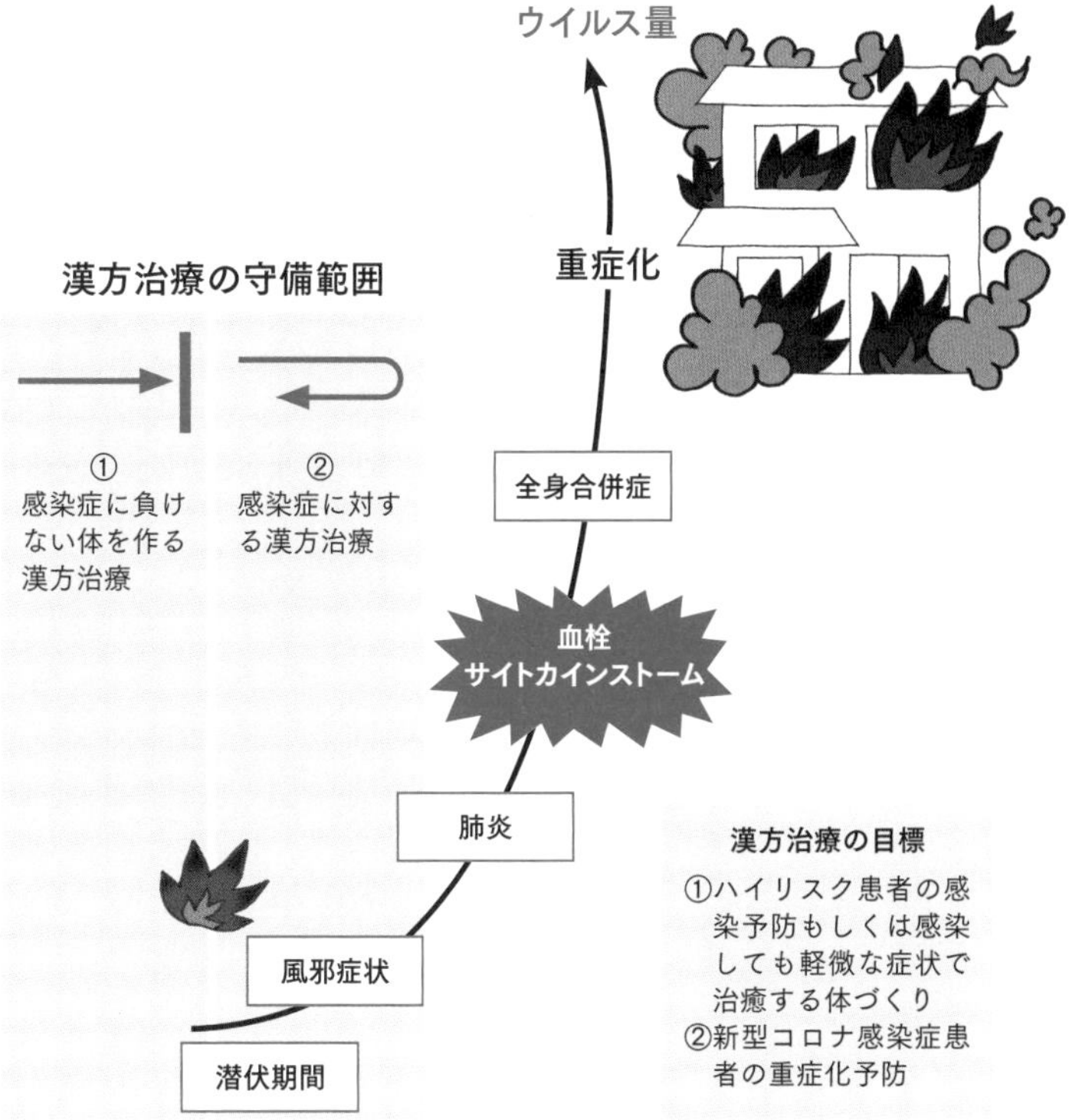
ウイルス量
重症化
漢方治療の守備範囲
①
感染症に負けない体を作る漢方治療
②
感染症に対する漢方治療
全身合併症
血栓
サイトカインストーム
肺炎
風邪症状
潜伏期間
漢方治療の目標
①ハイリスク患者の感染予防もしくは感染しても軽微な症状で治癒する体づくり
②新型コロナ感染症患者の重症化予防

多いはずなのだ。

ところが免疫機能が低下していると、ウイルスの増殖を許してしまい、感染したウイルスによってさまざまな症状が出る。新型コロナウイルスの場合、多いのは発熱、空咳《からぜき》、倦怠感であり、しばしば味覚や嗅覚の消失、頭痛、下痢といった症状も伴うが、普通の風邪症状だと感じているケースも少なくないと思われる。

私の考える漢方治療の守備範囲は、ウイルスが入り込んでも増殖を許さず、発症させない、そして万が一発症したとしても軽症のうちに治してしまい、重症化させない、の2つである。火事にたとえれば、火が起こらないように予防し、ボヤのうちに消し止めるのである。本章では、まずボヤ（感染）が起きてしまった場合の漢方治療について述べる。次章（第3章）では、感染させない、もしくは感染しても発症させない体づくり（予防）について述べる。

呼吸が苦しくなって息切れしたり、胸の痛みや圧迫感を覚えるようになると重症化のサインであり、血栓症を起こしたり、免疫の過剰反応であるサイトカインストームによる合併症に対応しなくてはならなくなる。これはもう炎が天井まで燃え広がったような大火事状態だから、漢方が手出しできる段階ではない。

中国・武漢の医師たちは、こうした重症化した段階でも生薬を武器にウイルスと闘っていたのだが、日本の医療状況を考えると「漢方の役割はボヤ以前の段階で消火すること」になる。新型コロナウイルスに対して、漢方の守備範囲は、あくまでも風邪症状が出ている段階で、進んでも軽度の肺炎があるくらいまでである。

漢方治療の目標は、感染しても軽症で済ませる、もしくは重症化を予防することにある。

ボヤ（普通の風邪のような症状）のうちに消し止めることが重要なのだ。

「第3波」で明らかになった重症化の危険性

新型コロナウイルスの感染拡大を振り返ると、２０２０年４月の「第１波」、７〜８

月の「第2波」を経て、冬の訪れとともに11月からは「第3波」の到来となった。

全国の治療データから、ほとんどの感染者では軽度から中等度の症状であり、入院せずに回復することが判明している。とはいえ油断は禁物だ。

「第3波」がそれ以前と違うのは、新規陽性者に占める高齢者の比率が増えて、重症化するリスクが高くなったことが挙げられる。PCR検査の拡大も相まって、感染者数が急増したこともあり、検査で陽性と判明しても自宅療養になるケースも出てきた。

結果、感染が判明しているのに入院先が見つからず、自宅療養中に死亡するケースも報道されるようになった。ニュースで伝えられていたのは、ある60代の男性の例である。発熱や咳などの症状がありPCR検査で陽性と判明したものの、基礎疾患がないために自宅療養となり、発症後10日ほどで一度は熱が下がった後、突然、また熱が出て翌日には亡くなっていたという。

当初は驚きをもって報道されていたこうした例は、ほどなく全国で起こっていることが明らかになり、医療体制が限界に近づいていることが如実になった。

症状の急激な変化は、今回の新型コロナウイルスでもっとも注意しなくてはならない点である。重症化するケースでは、普通の風邪のような症状が出てから約7〜10日程度で、急速に症状が悪化し、呼吸困難に至るとされる。

重症化のリスクが高いのは、高齢者や、糖尿病、心不全、呼吸器疾患などの基礎疾患を持つ人、肥満の人、喫煙者などだが、若い人の場合もサイトカインストームにより重症化したケースも報告されているから甘く見てはいけない。

序章でも触れたように、陽性が判明して症状がない段階では、検温と血中酸素飽和度の測定が1日に2度行われるだけで、ウイルスにはなんの対策もなされない。陽性者は、「ただ発症するのを待っているだけ」という状況に置かれている。これは個人の「免疫頼み」になっていることにほかならない。

ＰＣＲ陽性だけれども症状がないというのは、火の粉が飛んできた状況と言える。火の手が上がる前、ボヤ以前の段階で漢方薬を服用して、消し止めていただきたいと思う。

急性熱性疾患に応用できる『傷寒論』

前章で、日本の漢方が重んじている『傷寒論』について少し紹介した。『傷寒論』は後漢の末期、張仲景《ちょうちゅうけい》が著した書で、急性熱性疾患である「傷寒」という消化管感染症に対する治療法が、経過に応じて実践的かつ具体的に記載されている。およそ1800年前の書物だが、多くの注解書や研究書が残されていて、古今東西に比類なき最高の治療指針の書物として称賛されてきた。

著者の張仲景は、長沙という三国志の舞台にもなっている荒れ地の太守（長官）であり、優れた医者でもあった。彼はこの『傷寒論』の序文で、「親族200人のうち、2／3が10年ほどの間に死んだ。その7割が傷寒だった」と記している。その悲惨な体験を背景に、古典の医書を見直すとともに、自身の治療経験を合わせて治療法をまとめたのが『傷寒論』だった。

それほどの猛威を振るった傷寒は、腸チフスのことだと推定されている。腸チフスはチフス菌が原因で、食物、水などから経口感染することで起こる。７～14日の潜伏期間を経て、腹痛や発熱、頭痛、関節痛などの症状が現れ、やがて40度前後の高熱が１～２週間続く病気である。

と、説明はしたものの、私は医学部の時代に教わっただけで、実際に見たことはない。10年ほど前、ＷＨＯの会合がフィリピンのマニラであったとき、ジュネーブから来た職員が生野菜を食べて腸チフスを発症し、ジュネーブに帰って入院した。それで「未だにあるんだな」と驚いた記憶がある。

大塚敬節は腸チフスの治療経験を残しているので、戦前は日本でもよくあったのだろう。

『傷寒論』の治療原則は、腸チフスだけでなくさまざまな急性熱性疾患に応用できる。たとえばインフルエンザは呼吸器感染症で、腸チフスのような消化器感染症ではないけれども、効果的な治療が可能である。前章でも例に挙げたように、インフルエンザの漢方治療では『傷寒論』に出てくる「**葛根湯**《かっこんとう》」、「**麻黄湯**《まおうとう》」、「**大青竜湯**《だいせいりゅうとう》」などが処方され、実際によく効く。

それが可能なのは、何度か述べてきた「ウイルスそのものを標的にしたものではなく、生体防御能を最大限に活用する」ためにほかならない。

具体的な治療原則を挙げながら説明しよう。

熱でウイルスの排除を図る処方

『傷寒論』の治療原則に「汗吐下《かんとげ》」がある。

「吐く」と「下す」は病原菌を外に出すということだ。「汗」は体を温めて、ジワっと汗を出すこと。汗を出しすぎると脱水状態になってしまうので、ジワっと出すのがコツになる。ポイントは体を温めることにあり、熱によってウイルスの排除を図るのだ。

発熱して苦しいと「早く熱を下げたい」と考えがちだが、漢方では熱は敵ではなく、生体防御のための味方であると考える。したがって熱を下げるのではなく、早く熱を上げてしまおうという発想をする。

『傷寒論』に出てくる「葛根湯《かっこんとう》」、「麻黄湯《まおうとう》」、「大青竜湯《だいせいりゅうとう》」などはいずれも体温を上げ、結果として発汗を促す処方である。ウイルスは熱に弱く、また免疫細胞は体温が高いほうが活性化するので、熱とともにウイルスを体から追い出すことができる。

ウイルスや細菌の感染による発熱を、現代の西洋医学の言葉で説明すると「ウイルスや細菌排除のための生体防御能の発現」となる。ウイルスなどが増殖しやすい温度よりも体温を上げ、増殖を抑えるとともに、体内の免疫反応を活発化させることで、体に侵入したウイルスなどを排除しようとするのである。そのメカニズムは次の通りだ。

ウイルスに感染した細胞は非常事態のサインとして、サイトカインを大量に放出する。サイトカインは免疫細胞の情報のやりとりをしている物質の総称だが、人間の体温をコントロールしている間脳・視床下部の体温調節中枢にもサイトカインが働きかけて、体温のセットポイントを変更する。

たとえば平常時の36・5度から38度に上げるように、温度調節のつまみを回す働きをするのである。すると視床下部から熱を上げろという司令が出て、実際に体温が上がってくる（次ページのグラフ参照）。

指令を実行して体温を上げるために、私たちの体に備わる2つの仕組みが働く。ひとつは熱を作り出すために筋肉をガタガタ震わせることだ。人間の熱の6割は筋肉で作られる。筋肉が緊張したり震えたりすることで熱が産生される。そしてもうひとつ、せっかく作った熱を逃がさないために、末梢血管を収縮させ、さらに汗腺を閉じる。このとき、交感神経が優位になり「立毛筋《りつもうきん》」と呼ばれる皮膚の毛根にある小さな筋肉が収縮して毛穴が閉じられるため、鳥肌が立った状態になる。この一連のメカニズムが効果的に働けば体温が上昇してウイルスを排除できるのである。解熱剤のむやみやたらな使用は、病気を悪化させかねない。

多くの漢方薬は、ウイルスや細菌を直接攻撃して排除するのではなく、これらの本来

発熱はウイルス排除のための生体防御手段

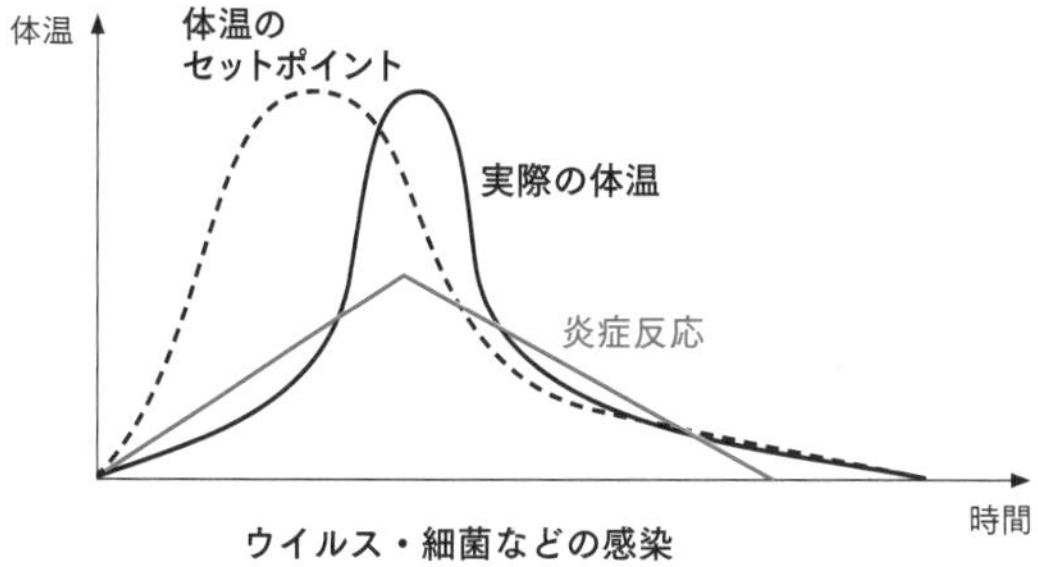

ウイルス・細菌などの感染

↓

体温調節中枢により
“温度調節のつまみ（セットポイント）” が
高温にセットされる

↓

体内の免疫反応

↓

発熱 ⟶ ウイルスの排除

発熱の機構

～進化の過程で排除する仕組みを獲得～

体温セットポイントの上昇

↓

熱産生反射の作働

↙ ↘

熱産生機構の亢進 → 筋肉の緊張・震え

熱放散のブロック → 末梢血管収縮
鳥肌（立毛）
汗腺を閉じる

↘ ↙

悪寒・発熱

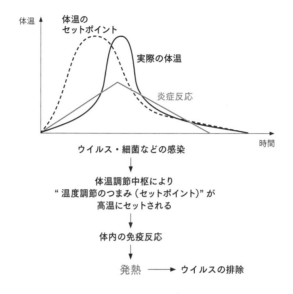

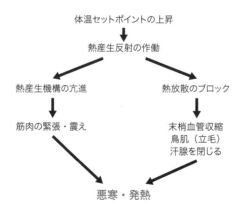

備わっている力が発揮できるよう、生体防御の仕組みを整えることが目的だ。「**葛根湯**」、「**麻黄湯**」、「**大青竜湯**」といった漢方薬は、熱によってウイルスの排除を図る薬なのである。

あるいは免疫を活性化する仕組みがわかっている「**小柴胡湯**《しょうさいことう》」も使われる。こちらは別名で「**三禁湯**《さんきんとう》」と呼ばれ、「汗吐下」ができない「三禁」が適応の「証」であることからこの名がある。人それぞれで体力も違うし、病気や薬への反応も違うから、その違いを見極めながら漢方薬を選択する。いずれにしても、生体防御能を最大限に引き出すことを目指している。

処方には「六病位《ろくびょうい》」の見極めが重要

問題はウイルスの増殖スピードだ。ウイルスはコピー機を稼働させたかのようにどんどん増殖していくため、体温を上げるのは、ウイルスが少ない早期であればあるほどいい。つまり、感染のごく早い段階で体温を上げられるかどうかが、重症化するかどうかの分かれ目になる。

一方、体の一連の反応は、短時間に起こる場合もあれば、ゆっくりと進行する場合もある。漢方では、こうした時間の経過を非常に重視する。

風邪のときに飲む漢方薬として有名な「**葛根湯**《かっこんとう》」を例に取ると、「ちょっと背中がゾクッとした。まずいな、風邪をひいたかな？」というとき、ただちに飲むのが効果的である。できれば熱湯に溶かして飲む。さらに暖かくして寝ることだ。

そうやって体温を上げ、汗をしっかりかけば、一晩で風邪が治ってしまうこともしばしばである。ウイルスが本格的に増殖する前に撃滅するのである。

風邪に対して先制攻撃を旨としている私は、「**葛根湯**」は常にカバンのなかに入れていて、ほんの少しゾクッとしただけで飲んでいるくらいである。体力の弱い人には「**麻**《ま》**黄**《おう》**附**《ぶ》**子**《し》**細**《さい》**辛**《しん》**湯**《とう》」がお薦めである。

今回の新型コロナウイルスの場合には潜伏期間が5日以上、インフルエンザは1〜2

日である。この潜伏期間の間にも、ウイルスの増殖はどんどん体内で起こっていることを意識すべきである。

このタイミングを逃すと、効果が大きく低下してしまう。私たち漢方医は患者さんの状態（証）とそれに合わせて選択する漢方薬の関係を、「鍵と鍵穴の関係」と説明するのだが、正しく鍵穴に入れなくては鍵が開かないように、タイミングがズレていると「**葛根湯**」が効かない、あるいは効き目が弱いということになってしまうのである。

『傷寒論』では、急性熱性疾患の経過を「六病位」として6つのステージに分け、それぞれに対する治療法を示している。

「六病位」は次ページの表に示すように、大きく陽病と陰病の2つに分けられる。陽病とは初期の段階で、生命力が十分にあって病気に対して熱を出して闘っている状態を意味しており、発汗剤や下剤などが用いられる。一方の陰病は生命力が弱り、病気が体内の深いところまで入っている状態であり、生命力を補いながら治療を進めることにな

『傷寒論』における六病位

三陰三陽	病気の進行に伴い区分
太陽病	悪寒、発熱、頭痛、項強、脈は浮
陽明病	悪寒、潮熱、譫言、不大便、脈は実緊または滑
少陽病	往来寒熱、胸脇苦満、心煩喜嘔、口苦、咽乾、目眩、舌上白胎、脈は弦
太陰病	腹満、嘔吐、食下らず、自利、時に腹痛、手足温で不渇
少陰病	脈微細、ただ寝んと欲す、心煩、自利、口渇、手足寒あるいは咽中痛
厥陰病	消渇、気 心に上撞、心中疼熱、餓えて食を欲せず、吐利甚だしく、四肢厥逆

る。

また陽病のなかで太陽病、陽明病、少陽病の3段階、陰病のなかで太陰病、少陰病、厥陰《けっちん》病の3段階、合計6つのステージで病気の経過を捉えている。

消化器感染症の治療法を記した『傷寒論』における病期の変遷は次の通りである。

①「太陽《たいよう》病」期……もっとも初期の段階。悪寒、発熱、頭痛を伴い体表に熱がある。

↓

②「陽明《ようめい》病」期……陽病がもっとも明らかになり、胃腸系の炎症が強く、症状が激しく現れる。

↓

③「少陽病《しょうよう》」期……陽気が少なくなり、胃の不快感や咳などの呼吸器症状が出る。
↓
④「太陰病《たいいん》」期……陰病の初期の段階。胃腸系の冷えが起こる。
↓
⑤「少陰病《しょういん》」期……生命力は弱まり、熱は出ない。ずっと寝ていたい状態で、倦怠感が強い。
↓
⑥「厥陰病《けっちん》」期……生命力が尽きようとしている様態。手足先端の血液循環が非常に悪化する。

病期を決めるには、どのような症状が出ているかによって、病邪が今どこにあるかで判断する。太陽病期は病邪が「表」、すなわち体表部にあり、頭痛や発熱、悪寒、関節痛、首筋から背中のこわばりなどの症状を呈する。陽明病期とは、外邪が裏（消化器）に達し、熱により便秘を来す状態である。少陽病期は半表半裏（胃や呼吸器）の症状が出るため、咳、痰、嘔気、嘔吐などの症状を呈する。呼吸器感染症の場合、太陽病からいきなり少陽病へと移行するので、太陽病期か少陽病期かの見極めが重要になる。

経過によって生体防御能の状態も変わるし病気の勢いも変わる。体力や症状の現れ方も変化していく。感染症に対する漢方治療では、そのときの病状から、どのステージにあるのかを見極めることが、もっとも大事なポイントとなる。

ボヤ＝「太陽病」で消火する処方とは

病気が始まって2、3日まで、熱の出始めは「太陽病」である。つまりボヤの段階だ。このステージで使われるのが「**葛根湯**《かっこんとう》」と「**麻黄湯**《まおうとう》」だ。「**葛根湯**」は、ごく初期の段階で使う。「背中がゾクッとした」というくらいのタイミングで飲む。咳が出るようになってから飲むのではもう遅い。「**麻黄湯**」というのは、もう一段病気の勢いが強くて、体の深いところの症状（関節の痛み、筋肉痛）が出ている場合に使う。

また、「**葛根湯**」は首筋が張るとか頭痛がするといった症状を伴う場合、「**麻黄湯**」は関節痛を伴うといった違いで選択されることもある。「**麻黄湯**」は、インフルエンザのように症状の進行が速く、強い場合に用いられる。さらに激しい症状のときは「大青竜湯《だいせいりゅうとう》」を用いる。通常2〜3日で症状がおさまり、すっきりと治る。

発熱と汗について触れておくと、若い人は熱が出始めていても汗をかかないので、背中を触るとさらっとしている。これは汗腺が開いていないからで、熱を上げる力が十分にあることを意味している。

こうしたタイプが「実証」だが、「**葛根湯**」や「**麻黄湯**」は「実証」の人に適合する薬だ。

一方、中高年や体力のない人では、熱の出始めから汗をかいてしまうため、熱を上げる力が弱い。熱感があっても体温上昇が十分でないという人の場合は、「**桂枝湯**《けいしとう》」や「**香蘇散**《こうそさん》」を用いる。つまり「虚証」に適合する薬である。

「実証」の人に適合する「**葛根湯**」と何が違うのかといえば、生薬の「麻黄《まおう》」が配合されているか否かである。「麻黄」には発汗・発散作用があり、病邪を発散して追い出すような働きをするのだが、交感神経を刺激するエフェドリン類を成分として含むため薬として強いのだ。体力のない人では、「麻黄」の入らない「**桂枝湯**」や「**香蘇散**」が使いやすい。

「**桂枝湯**」は、風邪をひくとすぐに汗をかいているような、比較的体力のない人によい。また「**香蘇散**」は、少し気持ちが沈んだときの薬としても使われる。風邪をひいたとき不安感やだるさが出る、といった場合に使う薬である。

高齢の方や体力が著しく弱い人は、熱を上げる力がきわめて弱くなる。こんなときには強制的に熱を上げることが必要になる。その際に配合される生薬が「附子《ぶし》」である。「附子」は有毒植物としてよく知られているトリカブトの根を弱毒加工して乾燥させたもので、体を強く温め、新陳代謝を活発にする作用がある。

この「附子」が配合されているのが、「**麻黄附子細辛湯**《まおうぶしさいしんとう》」と「**真武湯**《しんぶとう》」だ。「附子」には痛みを取る働きもあり、関節の痛みを取るのにも使われるのだが、この「**麻黄附子細**

辛湯」や「**真武湯**」は非常に使いやすい。体力の弱い人では「とにかく寒い寒い」という訴えが前面に出てくることが多く、こうした場合に処方している。

ここで挙げたのは風邪の治療の原則だが、今回の新型コロナウイルスによる感染の初期も風邪と同様の症状だから、処方は共通する。すなわち「**葛根湯**」、「**麻黄湯**」、「**桂枝湯**」、「**香蘇散**」、「**麻黄附子細辛湯**」、「**真武湯**」といった漢方薬が威力を発揮する、と考えていただいてよい。

ただし、こうした漢方薬を服用するのはボヤ＝「太陽病」の段階である。「風邪のような症状だが、もしかしたら新型コロナかもしれない」というときに効果を発揮する。

重症化を防ぎ、後遺症も残さないために、できるだけ軽症のうちに服用していただきたいと願っている。

漢方の「証」とは何か

現代医学（西洋医学）の特徴は、病気の原因を突き止め、ピンポイントで狙い撃ちするところにある。血液検査のデータやＣＴなどの画像診断を駆使して、病変を見極め治療をしていく。その根底にはギリシャ哲学に端を発する論理性や、ものごとの分析的な捉え方が脈々と流れている。

これに対して漢方（東洋医学）では、原因よりも「患者が今、どんな状態にあるのか」を重視する。「お腹が痛い」「熱がある」といった体の異常は「症状」だ。さまざまな症状を統合したものが「証」で、その現れ方や平常時の体質や体格も含めて決定する。「証」とはいわば「病気と闘う生体反応の分類」である。

また、西洋医学では健康な人（病気でない人）には病名はつけようがないのだが、「証」は病気や症状がなくても、体質や体格から判断できる。一見健康に見えても、将来起こり得る病気などの予測もできるので、予防的な治療や体質改善も可能になる。

漢方の「証」でもっとも重要な概念が「虚」と「実」だ。それぞれ次のような状態として捉えている。

虚……なかがうつろなこと。「虚証」の特徴として痩せ、消極的、少食、弱々しい。気力が衰え、力が抜けている状態。基礎体力がなく、病気に対する抵抗力が弱い。いわゆる虚弱体質。

実……なかが詰まっていること。「実証」の特徴として筋肉質、活発、大食、力強い。気力が充実して力がみなぎっている状態。体力があり、病気に対する抵抗力が強い。

こう書くと、「虚証」よりも「実証」のほうが健康で理想的のように思われるかもしれないが、「実証」の人は体力があるだけに無理をしやすく、突然の大病を患いやすいともいえる。これに対して「虚証」の人は、普段から不調を訴えがちであっても、無理がきかないがゆえに大病に罹ることもなく、細く長く長寿を保つ人も多いのだ。

一般に、「実証」の人は病気になったときの反応も「実」のことが多く、「虚証」の人は反応も「虚」であることが多い。反応が「実」とは、病気に活発に抵抗して反応している状態で高熱が出る場合を指し、「虚」とは反応が鈍くて微熱であることを指している。

また「寒・熱」という概念もある。これは患者さんの自覚によるもので、必ずしも体温を測って平熱より高いかどうかを意味するものではない。

たとえ体温が上がっていなくても、患者さんが熱があるように感じ、顔が赤味を帯びていたり、発汗傾向があったりするようなら「熱」である。反対に、体温計で測って高熱であっても、寒気を訴え蒼白い顔でがたがた震えるようなら「寒」になる。

漢方は「中庸《ちゅうよう》」を理想とする

また、漢方には心身を正常に機能させるための要素として、「気・血・水」という概念がある。三者がうまく体内を循環することで、人間の体は正常に働いていると考えるのである。これらが不足したり、停滞や偏在したり、あるいは逆向したりすると、バランスが崩れてさまざまな不調や病気が現れるとされ、ことに慢性疾患では重要な概念だ。

さまざまな障害や症状は、それぞれの巡りが悪くなって滞ったり、偏在したりなどして現れたものなので、「気・血・水」のバランスを整えていくのが基本的な漢方治療の考え方である。

気……生命の根源となるエネルギーのようなもの。「気が若い」「気を落とす」「やる気がない」「気の抜けた状態」などの言葉があるように、目には見えないけれども、人間がいきいきとした状態を保つために必要不可欠なもの。

血……血液を指すとともに、血液の流れも含まれる。気とともに全身を巡り、各組織に栄養を与えるもの。

水……血液以外の体液を指す。漢方では生理的体液を「津液《しんえき》」、病的な体液を「痰飲《たんいん》」と呼んでいる。

診察室で漢方医は、「気・血・水」のバランスを診ながら「虚・実」「寒・熱」を勘案して、「証」を決定して治療を進めていく。臓器や原因を特定して、その部分だけを治すのではない。過不足を正して、バランスを整えることで健康を取り戻すのだ。

漢方が理想とするのは、どちらにも偏らない「中庸」である。

一時的に強い症状が出た後、すっきりと治る

序章で述べた通り、私は2020年4月の「第1波」の最中に、PCR検査による陽性者と感染疑いの人を含め9名の方を治療した。

あらためて触れておくと、最初の患者さんは発熱して8日目にやっとPCR検査を受け、10日目に陽性が判明していた。「六病位」のステージでいえば太陽病は過ぎて、少陽病に当たる段階だ。もはや「葛根湯《かっこんとう》」や「麻黄湯《まおうとう》」が適応となるステージではなく、中国で新たに開発された「清肺排毒湯《せいはいはいどくとう》」を送って飲んでもらった。

飲んだ当日の夜は高熱を発して熱感も強く、ひどく咳も出た上、腹部の膨満感も激しく、喉も腫れた感じになったそうだ。翌日、電話で話したときは熱もかなり下がり、気分がいいとのことだったが、前夜は「これはもう入院だ」と思ったそうだ。そして翌々日には体温が37度となり、その後は平熱に戻ったのである。

漢方の場合、そのくらい強く生体防御能に働きかけ、奮い立たせてウイルスに対抗す

る。熱や咳もフル活用するのである。「**清肺排毒湯**」を服用した後、一時的に強い症状が出て、その後すっきりと治ったのは、この方が「実証」タイプで体の反応も顕著だったからだ。

一般に漢方は慢性疾患をじっくりと治療するイメージがあるのだが、急性の感染症に対する治療では、体の反応は即座に起こり、その変化を見極めながら次の治療に移行する。

これは２００９年、新型インフルエンザが流行したときも同じだった。

このときに罹った人は若者が多く、「証」も近似していた。そのため多くの患者さんに「**麻黄湯**」を使い、よく効いた。「**麻黄湯**」を服用するといったん熱が上がって、翌日にはすっきりと治るのだ。あっけなく熱が下がったものだから、「もう学校に行きたい」と言い出す高校生もいてたしなめたほどだった。

「**麻黄湯**」はせいぜい2日、長くても3日飲めば奏効する。長引くのは、「**麻黄湯**」を処方するタイミングが遅すぎた場合ということになる。

症状や経過がばらばら＝新型コロナの特徴

ただ、今回の新型コロナウイルス感染症が２００９年の新型インフルエンザと違うのは、感染から発症までの潜伏期間も、１〜12・５日（多いのは５〜６日）と概して長く、患者さんによって「証」が大きくバラつくことだ。感染した患者さんの免疫の状態もさまざまだから、症状や経過がまったく異なる。しかも急変するのである。

通常の風邪やインフルエンザは、ウイルスが鼻の粘膜や咽頭で増殖するため、鼻水が出るとか喉が痛いといった症状に悩まされるのだが、新型コロナウイルス感染症の場合はそういった症状が軽く、ほとんど無症状でありながら肺の奥深くの肺胞で増殖している。

これは気がつかないうちに肺炎が進行するということであり、非常に怖い。

患者さんには薬とともに血液中の酸素飽和度を測るパルスオキシメーターを送った。そのデータを事細かにモニターしなければ、いつ急激に容態が悪化するかわからないからだ。そのくらい危険なのである。ひとりの患者さんの治療を引き受けると、こちらも毎日身が縮む思いで、つぶさに症状の変化を報告してもらう必要がある。

中国で新たに開発された「**清肺排毒湯**《せいはいはいどくとう》」も使用した。

「**清肺排毒湯**」については、序章でも触れたように感染爆発が起こった中国・武漢で、膨大な数の感染者ひとりひとりに対応することができなくなって、症状の変化を網羅的にカバーする必要に応じて開発された薬である。いわば〝いいとこどり〟の薬ではあるのだが、オンラインでディスカッションをした中国の医師たちも「本来は症状に応じた薬を出すべきだ。『**清肺排毒湯**』は、いたしかたなく作ったというのが本音のところ」と言っている。

やはりひとりひとり、刻々と変化する「証」に合わせることが望ましい。

実際、私が新型コロナウイルス感染症の治療に際して使用した漢方薬は、本当に個人によってまちまちだった。

ごく初期の段階の患者さんには「**葛根湯**《かっこんとう》」や「**麻黄湯**《まおうとう》」、「**麻黄附子細辛湯**《まおうぶしさいしんとう》」を使い、少し時間が経っている場合は、「**柴陥湯**《さいかんとう》」や「**柴葛解肌湯**《さいかつげきとう》」を使った。

「**柴陥湯**」は「**小柴胡湯**《しょうさいことう》」に「黄連《おうれん》」と「栝楼仁《かろにん》」という生薬を加えたもので、咳をすると胸が痛むような場合に使う薬。「**柴葛解肌湯**」は、スペイン風邪が流行したときに木村博昭医師が使った薬である。インフルエンザなどで熱や悪寒などの症状が全身に及んで激しいときに使われるもので、「**葛根湯**」と「**小柴胡湯**」を合わせ、「大棗《たいそう》」と「人参《にんじん》」を抜いて「石膏《せっこう》」を加えてある。

体力のない、「虚証」の患者さんには「**藿香正気散**《かっこうしょうきさん》」、「**玉屛風散**《ぎょくへいふうさん》」も使った。「**藿香正気散**」は胃腸の調子が悪くなりやすい夏風邪に、「**玉屛風散**」は免疫力が低下して風邪をひきやすいとか、風邪が治りにくいというときに使う薬だ。

回復過程にある患者さんには「補中益気湯《ほちゅうえっきとう》」を使った。この薬も、風邪をひきやすいとか疲れやすいといった、免疫機能の低下が疑われる場合によく使われる。症状も経過もバラバラだったから、その変化を追い、「証」に合わせて細かく処方を変更していった。

漢方薬が働く仕組みは少しずつ解明中

漢方は現代医学とはまったく別の体系を持つ医療であり、漢方薬がどんなメカニズムで効能を発揮するのかは長く曖昧だった。漢方薬はさまざまな生薬を組み合わせた相互作用により、体に対して複雑な働きをするだけに、成分が生体のどこに吸収されて、どんな仕組みで効くのかといった説明はできなかったのだ。

しかし近年、漢方薬が体内でどう働いているのか、メカニズムの一端が判明しつつある。感染症の漢方治療の観点からいくつか紹介してみよう。

たとえば「麻黄湯《まおうとう》」は宿主の細胞膜に存在する、V－ATPeseというタンパク質に働きかけ、pH（ペーハー）を調整することでウイルスの細胞内侵入を抑制する機序が示されている。

また「葛根湯《かっこんとう》」は、インフルエンザウイルスが感染した気道上皮において、IL－12というサイトカインを増やす働きがあり、それによってインターフェロン（IFN－γ）が増えてウイルス増殖を抑えるとともに、IL－1というサイトカインが作れられるのを抑えて、サイトカインストームの発生にブレーキをかけることも明らかになっている。

また、漢方薬を構成する生薬に抗ウイルス効果があることも判明してきた。

2003年、SARSが流行した折、ドイツのフランクフルト大学から「甘草」がSARSウイルスを抑制するという報告がなされた。これ以降、多くの生薬にSARSウイルスの増殖を抑制する効果があることが確認されている。

繰り返し述べてきたように、漢方による治療はウイルスの種類は問わない。もし新型コロナウイルスが変異しても、あくまでも患者さんの「証」に対応して治療を進めることが可能である。

漢方薬によって生体防御能が最大限に活用する仕組みの大きな柱が、免疫細胞を活性化して免疫力を高める免疫賦活作用と、細胞を酸化させて傷つけてしまう活性酸素を抑える抗酸化作用にあることが、次第に判明しつつある。

活性酸素による酸化は老化にも関係しており、多くの漢方薬が強力な抗酸化作用を持っていることは、われわれも〈科学技術振興機構〉の研究助成をもらい、証明している。

漢方薬の抗酸化作用が、生体内でどんな影響を与えているかという証明はまだできていないが、漢方薬が動脈硬化の予防につながるというデータはたくさんあり、「**桂枝茯苓丸**《けいしぶくりょうがん》」など効果がはっきりと認められている漢方薬もある。

「漢方は非科学なのではなくて、未科学」というのが、私たち漢方医の常套句だが、2000年前からの知恵が、少しずつ解き明かされつつある。

日ごろから万全な体調を保ってこそ変化に気づく

この章のまとめとして、もう一度述べておきたいのは「もし新型コロナウイルスに感染、発症したとしても、軽症で済ませて重症化させない」ということの重要さだ。

さらに望ましいのは「たとえ感染しても発症させないで潜伏期間のうちにウイルスを撃滅する」ことであり、漢方はもちろんそこでも力を発揮する。

潜伏期間とは、ウイルスが体に入ってきて、症状が出るまでの期間を意味している。その間、昼夜を問わずウイルスは侵入した細胞内で増殖し続けており、一定数を超えたとき、発熱や頭痛、ひどい倦怠感などさまざまな症状が現れるのである。

こうした症状が出ない潜伏期間の内に、漢方薬で自分の生体防御能を高め、ウイルスを死滅させてしまうに越したことはない。新型コロナウイルスも、初期においては基本的に風邪のウイルスと変わらない。

「だるいな」「寒気がしてゾクゾクするな」といった感覚があれば、先んじて漢方薬を飲んで、ウイルスの機先を制してしまうのである。

そのためには「ちょっと具合が悪いな」という感覚を自分でキャッチすることが前提になる。日ごろから心身ともに健康を保っていれば、何らかの体調の変化が感じ取れると思う。本来、人間の感覚はかなり鋭敏だから、平常時が万全な体調であるなら、新型コロナウイルス増殖の兆候を感じることは決して不可能ではない。

「具合が悪いような気もするけれども、仕事で疲れていて、いつもと同じような感じ」といった鈍感な状態では心もとない。日ごろから万全な体調を保ち、「ちょっとした不調に気づいて早めの漢方」が体を守るのである。

コラム

漢方治療という選択肢がある日本

今も昔も「風邪の治療法」は不変

現代医学（西洋医学）にも漢方などの伝統医学にも得手、不得手がある。

がんのような手術が必要な病気や、抗生物質が有効な感染症、急性心筋梗塞や急性腎不全のような緊急処置が必要な病気は、漢方薬だけでは治せない。

一方、風邪やインフルエンザ、新型コロナウイルス感染症など急性感染症の初期には、漢方薬が非常によく効く。

現代では、感染症といえば抗生物質、インフルエンザといえば抗インフルエンザ薬が使えるから、漢方を古くさい時代遅れの治療法だと思う人もいるかもしれない。

しかし生物としての人間は、少なくともこの数千年、本質的に変わっていない。伝統医学だからといって、今の時代に通じないというわけではない。

喘息や花粉症のようなアレルギー疾患などの治療には、漢方薬を使うことで免疫のバランスが調整されて、治療後の再発も抑えられる。婦人科疾患や胃腸障害、老化に伴う症状、ストレス性疾患なども漢方治療が向いている。

私の学生時代、呼吸器内科の試験で「風邪の治療法を書け」という問題があった。正解は「安静・保温・保湿」であった。これは２０００年前でも、今日でも変わらない。生体防御能をおろそかにして、解熱剤や抗生物質などの薬に頼るのは本末転倒なのである。

高齢社会に漢方を生かす

病気や症状によって、漢方がいいのか、現代医学が有効なのかときちんと見極めて、必要に応じて漢方薬を西洋薬と併用することが重要だ。現代医学と漢方が融合している日本の医療ではそれが可能である。

高齢社会の日本では今後、ますます漢方が重要になる。

というのも、高齢者では複数の病気や訴えを持っているケースが多く、そのひとつひとつに西洋医学で対応すると薬の数が膨大なものになってしまうから、毎日10種類以上もの薬を飲んでいる高齢者は珍しくない。こうした多剤服用では、薬の相互作用による副作用が大きな問題となっている。

これに対して、ひとつの薬で多様な症状に対応できる漢方薬なら、多剤服用の問題は起こらない。また、結果として医療費節減にも役立つ。

もちろん漢方は抗酸化作用も強く、加齢による血管老化や、それに伴うさまざまな病気の予防も可能にする。アンチエイジングの薬としても注目されているのだ。

第3章

漢方で感染症に罹りにくい体を作る

自分のリスクを念頭に置く

新型コロナウイルスは、重症化する人としない人がはっきり分かれている。国内外のさまざまなデータで高齢、肥満、心疾患、肺疾患、糖尿病、高血圧、がん、そして男性は重症化のハイリスク要因とされている。また次ページのグラフは、国立国際医療研究センターが発表した、入院時に重症者だった人が持っていた基礎疾患と死亡率のデータである（2020年9月）。重症者にはやはり先に挙げた疾患が多いことが示されていると同時に、腎機能障害、脳血管障害、慢性肺疾患、心疾患、がんなどを持っている人が重症化した場合、死亡率も30〜40％と高くなっていることがわかる。

こうしたリスク要因を抱えている人は、備えを万全にしておくことが大事になる。自分がハイリスクかどうかという点を、まず念頭に置いていただきたい。

入院時重症だった患者の持病と死亡率

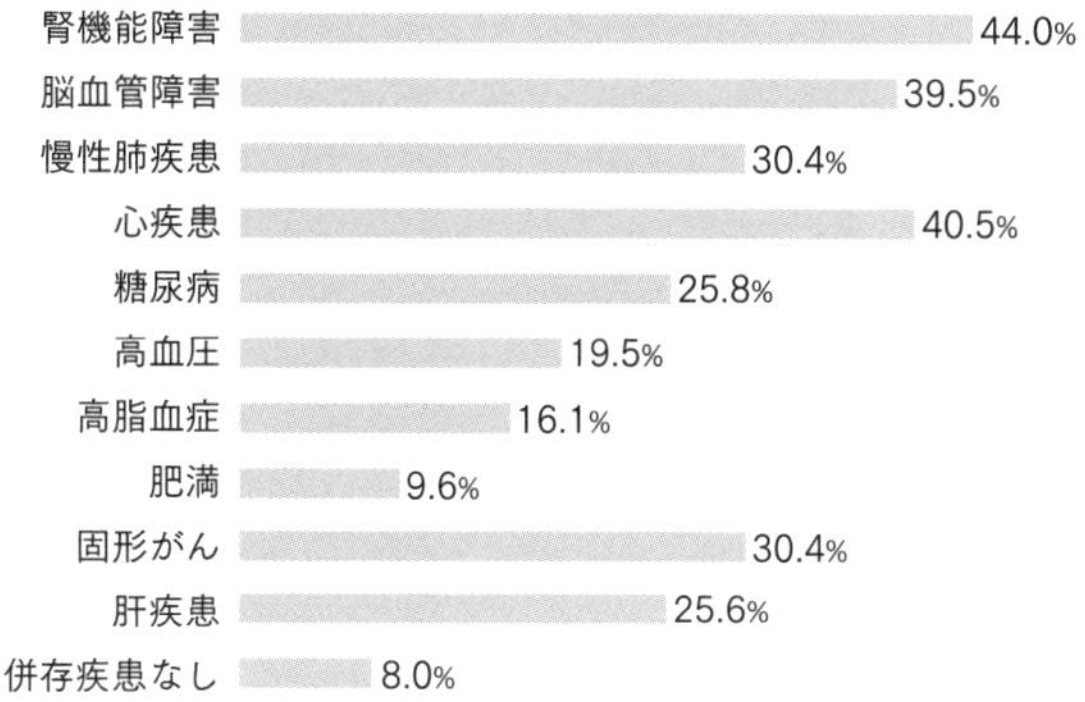

出典：国立国際医療研究センター

体に入るウイルスを極力減らす

約２０００年前に書かれ、中国最古の医書とされる『黄帝内経』にこんな記述がある。

「正気が内に充実していれば、外邪は侵入できない。疫病を防ぐためには、内なる正気を高め、感染源を回避すること」

「内なる正気」を現代風にいえば生体防御能のことだ。したがって、今以上に生体防御能を高める努力をすべきであり、もうひとつの「感染源を回避する」とは、ウイルスとの接触を避け、手洗いの励行やマスクの着用で、体に入るウイルスを極力減らすべし、ということになる。

正しくマスクを着用した場合、吸い込まれるウイルスの量は布マスクで17%減、不織布マスクで47%減という東京大学医科学研究所のデータがある。

また手洗いの励行で、ウイルスは相当な割合で洗い流せる。

厚生労働省のウェブサイトには、手指に付着しているウイルス量は「流水による15秒の手洗いだけで1／100に、石けんで10秒もみ洗いし流水で15秒すすぐと1／10000に減らすことができる」とある。

また密閉・密集・密接といういわゆる3密を避けることも重要だ。換気の悪い密閉された空間、多くの人が密集する場所、互いに手を伸ばしたら届く距離での会話などを避け、飛沫感染および接触感染が中心とされる新型コロナウイルスの感染経路には近寄らないようにする。

ウイルスが少しでも体内に入れば感染するわけではない。免疫がウイルスの増殖前に排除したり、増殖の初期で抑え込んでしまえたりすれば発症しない。リスク要因を持っている人であれば、とりわけ感染源の回避に留意し、マスクや手洗いを実践することが大切になる。

感染しにくい人は実際にいる

感染症を描いた物語では、最後まで感染しない主人公がしばしば登場する。

今回の新型コロナウイルス感染症の流行に影響され、アルベール・カミュの名作『ペスト』がベストセラーになって話題になったが、この本の主人公、リウーという医者は最後まで感染せず、外部と遮断された孤立状態のなかで献身的に患者さんを診る。

第1章でも紹介したダニエル・デフォーの『ペストの記憶』には、H・Fという主人公が登場する。H・Fの兄は早々とロンドンから疎開するが、彼自身は悲惨な状況となったロンドンに残る。それでも最後まで感染しないで、過酷な状況に立ち向かうのだ。

まったくのフィクションではあるが、映画『コンテイジョン』では、致死率20〜30％

という新種のウイルスが地球規模で感染拡大していく。0号患者（最初の感染者）の女性は、香港で感染しアメリカに帰国後すぐに死んでしまう。彼女の夫がマット・デイモン扮《ふん》する主人公だが、妻を病院に運び込むなど濃厚接触するものの、やはり感染しない。

こう並べると、「主人公が感染したら物語が終わってしまうからだろう」という意地悪な見方もできるけれども、感染しにくい人は実際にいる。

日ごろから注意して体調を保っているのであれば、感染はある程度防ぐことが可能である。大塚医院に通院している、さまざまな病気で漢方治療をしている患者さんには「家族中がインフルエンザに罹っていても自分だけ罹らない」という人がいくらでもいる。

ウイルスが少しでも体に入れば、必ず感染するというわけではなく、ひとりひとりの免疫機能によってかなり違う。日ごろから免疫が高い状態に保たれていれば、感染せずに済むことも多い。みなさんも「最後まで罹らない主人公」になれるのである。

漢方に詳しい医師や薬局を下調べしておく

　みなさんがいちばん知りたいのは、予防には「どんな漢方薬がいいのか」「どこで手に入るのか」という点だろう。漢方薬の使用には「証」が重要だから、単純に「こんな人には〇〇」とは書けないことをお許しいただきたい。本書を読んでいるみなさんに薦めたいのは、あらかじめ漢方に詳しい薬局を調べておくことだ。薬局リスト（https://kampo-promotion.jp/topics/items/docs/202011191203411.pdf）もその一助になるだろう。これは一般社団法人〈漢方産業化推進研究会〉の会員の推薦によるものである。

　予防に使える漢方薬は、〈漢方産業化推進研究会〉が『新型コロナウイルス感染症（COVID-19）に対する未病漢方活用法』としてまとめている。ただ、そのまま出すと悪徳業者がネット販売に利用して、高騰したり、本当に必要な人に届かなかったりといった問題が起こることが懸念され、対面によって適切な漢方薬が選べるよう、漢方に詳しい薬剤師のいる薬局をまとめたのがこのリストである。

あくまでも〈漢方産業化推進研究会〉会員の推薦により作成したものであり、全国の漢方薬局を網羅したリストではないため、このリストにある薬局以外にも、みなさんの住まいの近くにも漢方に詳しい薬局があると思う。

こうした薬局に問い合わせて、予防のため、または「感染したかもしれない」というタイミングで服用する漢方薬を入手しておくと安心である。

漢方医にかかりたいという方もいるだろう。ただし、日本の医療制度では予防に関しては保険が使えない。「健康だけど免疫を高めたい」という人は、病院に行っても処方はできないというのが現在のルールである。

それゆえに薬局を積極的に活用して、ご自分で健康を守っていただきたいと思う。

もちろん心疾患、肺疾患、糖尿病、高血圧といった基礎疾患のあるハイリスクな方は、漢方の医師が保険で処方できる。〈日本臨床漢方医会〉のホームページ（https://kampo-ikai.jp）を参考に、近くにある医院を訪ねるとよいだろう。

重要なことは、薬局であれ医院であれ、あらかじめ探して準備しておくことである。家の近くの漢方に詳しい医師や薬局を下調べしておくのである。

「倦怠感がひどい。熱が出た」となってから慌てて医者を探すのでは遅い。万全の準備をした上で、発熱などの症状が出てきたとき、電話で問い合わせをするという手順になる。その上でＰＣＲ検査をするべきかどうか、医師が判断することになる。

漢方薬を飲むタイミング

漢方薬は基本的に空腹時に飲む。食事と食事の間、食間に飲むことが望ましい。もちろん医師や薬剤師の指示を守ってもらうのが原則だ。

ただ、風邪やインフルエンザ、そして「ちょっと体調がおかしい。新型コロナウイルスかもしれない」という場合、「**葛根湯**《かっこんとう》」や「**麻黄湯**《まおうとう》」などを飲むのは、次の食間まで待ったりしないで、食後であろうが食前であろうが「すぐに飲む」のがコツである。ウイルスは1時間単位で増えていくので、時間を置くことは増殖を待つことにほかならず、非常にばかげている。したがって「ちょっとおかしいな」と思ったらすぐに飲む。できれば熱湯に溶かして飲んでいただきたい。

漢方はもっぱら体質改善や慢性疾患の治療に使われるイメージがあるけれども、「**葛根湯**」などは飲むとすぐに体温が上がる。感覚を少し研ぎ澄ませてみれば、自分の体の防衛機能が熱に弱いウイルスを叩いて、増殖を抑えている様子を実感できるはずだ。

生体防御機能は相互に関連している

漢方薬を飲んでいる方は、体験的に感染症に罹りにくい。実際、前述したように、診察室で「家族中がインフルエンザになっても自分は罹らない」と聞くことは多い。

それはなぜか。前章まで何度も「生体防御能を高める」と述べてきたけれども、その内容を具体的に書くと以下のようになる。

・感染に対する準備状態を作る
・細胞性免疫を高める
・自律神経を整える
・血流をよくする
・深部体温を高める

「感染に対する準備状態を作る」についてはこの後で説明するとして、自律神経がなぜ大事かといえば、免疫細胞のなかでも主役級の働きをするリンパ球にとって、自律神経（交感神経と副交感神経）の切り替えが重要な役割を果たしているからだ。

というのは、私たちがリラックスしているとき（副交感神経が働いているとき）、リンパ球はリンパ節から血中にパトロールに出て（パトロールモード）、もしウイルスがいれば、攻撃する。一方、私たちが活動しているとき（交感神経が働いているとき）、リンパ球はリンパ節にいて、教育を受けている。「どんな敵（病原体）なのか」「それぞれの敵にはどのような特徴があるか」など、敵の情報を学ぶ「学習モード」になっている。

交感神経が活発になる日中は、活動して傷などを負いやすいので、病原菌が入る可能性が高い。リンパ球はリンパ節で待機して、新しい情報を得るようにしている。一方、副交感神経が活発になる夜間は、リンパ球がリンパ節から血中に出て行って、学習した情報をもとに相手を攻撃する。このように交感神経と副交感神経の上手な切り替えによって効率的にリンパ球が働くのである。感染が起きた際には、リンパ球が動員されなくてはならない。しかし、ストレスが過度にかかり、交感神経が四六時中活性化した状態だと、リンパ球がリンパ節から血中に出ていくことができず、ウイルスの増殖を許してしまうのである。また血流が悪いと、免疫細胞が全身のすみずみまで流れない。体温と免疫は深く関係しており、深部体温を高めることで免疫力は高くなる（221ページであらためて解説する）。

生体防御機能は相互に関連しており、漢方薬は全体的に向上させるよう働くのである。

感染に対する準備状態を作る

インフルエンザウイルスでの研究になるが、漢方薬による予防の研究を紹介しておこう。

漢方薬の「**補中益気湯**《ほちゅうえっきとう》」を、予防投与としてマウスに与え、インフルエンザに感染させた後の経過を調べた研究がある。

それによると、ウイルスの量は２日目以降、「**補中益気湯**」を飲んだ群も、飲まない群と同じくらい増えている。だがその後、飲まない群ではウイルスの量が増え続けるのだが、「**補中益気湯**」を飲んだ群は感染制御が起きて下がっていた。また肺の炎症を見ると、「**補中益気湯**」を飲んでいてもやはり起こることは起こる。ただし、飲まない群に比べればはるかに炎症は少ない。

なぜこういうことが起きるのだろうか。

インフルエンザウイルスが侵入した細胞は、緊急事態を告げてほかの細胞への感染を抑えるため、インターフェロン（サイトカインの一種）という抗ウイルス物質を作って、放出する。そのおかげでほかの細胞が守られるのだが、「**補中益気湯**」を飲んでおくと2日目に、インターフェロンの産生が一気に高まっており、4日目は頭打ちになっていてそれほど上がらない。

これに対して、「**補中益気湯**」を飲んでいない群は、インターフェロンを産生するタイミングが遅れ、4日目がインターフェロンの産生、放出のピークだった。ウイルスがどんどん増殖し炎症もひどくなった状態で産生量が増えているのである。

つまり、あらかじめ「**補中益気湯**」を飲んでいると、早い段階で一気にインターフェロンを出して、ウイルスが増殖して勢力を増す前に撃退できる。

「**十全大補湯**《じゅうぜんたいほとう》」を用いた実験でも同じように、インフルエンザウイルスに感染したマウスは早期からインターフェロンの産生が高まっていた。

早期にインターフェロンが産生

インフルエンザ感染マウスの肺洗浄液中のインターフェロンレベル

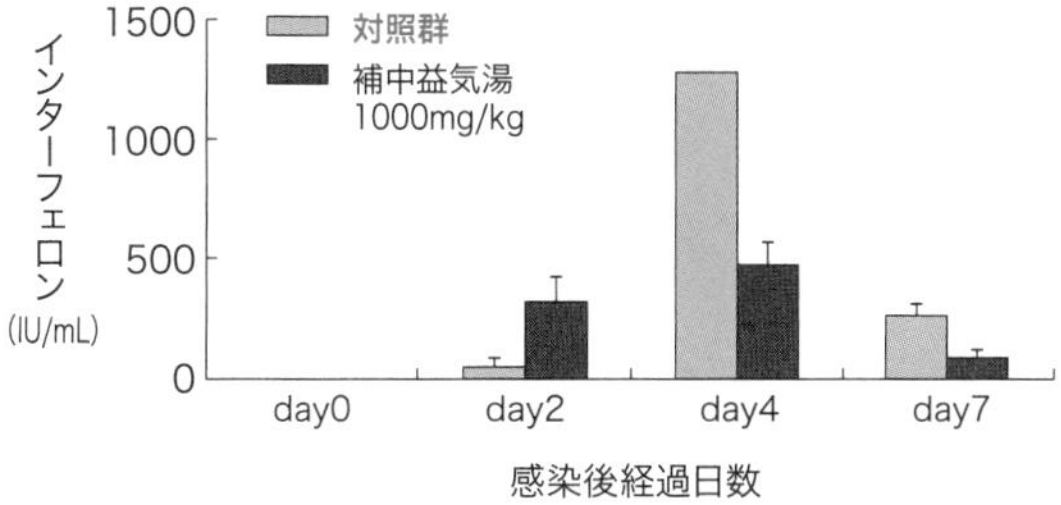

出典：Mori K. et.al: Antiviral Research 1999;44:103-111
Dan K. et.al: Pharmacology. 2013;91:314-21.
Dan K. et.al: Pharmacology. 2018;101:148-55.

われわれもインフルエンザウイルスの予防の研究を行って、その機序を研究した。

インターフェロンは、ウイルスの侵入をきっかけに、細胞内でさまざまなスイッチが入って作られるため、産生までに数日かかる。その間に増殖のスピードの速いウイルスは、爆発的に増加してしまう。

だが、あらかじめ「**補中益気湯**」や「**十全大補湯**」を飲んでおくと、細胞内にインターフェロンの前段階であるＩＲＦ７という物質を作っておける。それゆえに、ウイルスに感染するとすぐにインターフェロンを作り出すことができる。つまり感染に対する準備状態を作り出すのだ。

私たちの研究では、大腸のインターフェロンの産生細胞を刺激していることが判明している。従来、免疫組織は小腸であって大腸とは考えられていなかったのだが、大腸にも免疫機能を持つ新しい細胞が見つかったのだ。ただし、この作用は腸内細菌のいないマウスでは観察されなかった。漢方薬は、腸内細菌を巧みに利用して効果を発揮していたのである。

「ボヤにもしない」仕組み

このほか漢方薬には、生体の細胞を正常に保つ働きもある。

細胞には、細胞内の不要なものを自分自身で取り除き、リサイクルする「オートファジー」と呼ばれる仕組みがある。この仕組みを解明して2016年のノーベル生理学・医学賞を受賞したのが東京工業大学栄誉教授の大隅良典《おおすみよしのり》氏である。

細胞の品質管理をして正常な状態に保つ重要な仕組みなのだが、インフルエンザウイルスに感染するとこのオートファジーの仕組みが狂ってしまい、細胞死が引き起こされる。ところが「**補中益気湯**《ほちゅうえっきとう》」を飲んでおくと、このオートファジーが誘導されて、機能が正常に保たれるのだ。それによってウイルスを排除できることも判明している。

さらに細胞には、エネルギーを作るためにグルコース（糖）を代謝する仕組みと、ミトコンドリアでＡＴＰ（アデノシン三リン酸。体内のエネルギー代謝の中心的役割を果たしている物質）を作るという、２つのエネルギー産生機能がある。この２つがバランスよく十分に機能することが重要なのだが、インフルエンザウイルスに感染するとミトコンドリア機能が落ちてしまう。

ミトコンドリアによるエネルギー産生は効率がいいので、この機能が落ちるとエネルギーの産生が大きく低下する。ウイルスとしては細胞を弱らせておいて乗っ取り、潰しているわけだが、「**補中益気湯**」を飲んでおくとミトコンドリアの機能が保たれて、バ

補中益気湯は細胞のエネルギー代謝を正常化

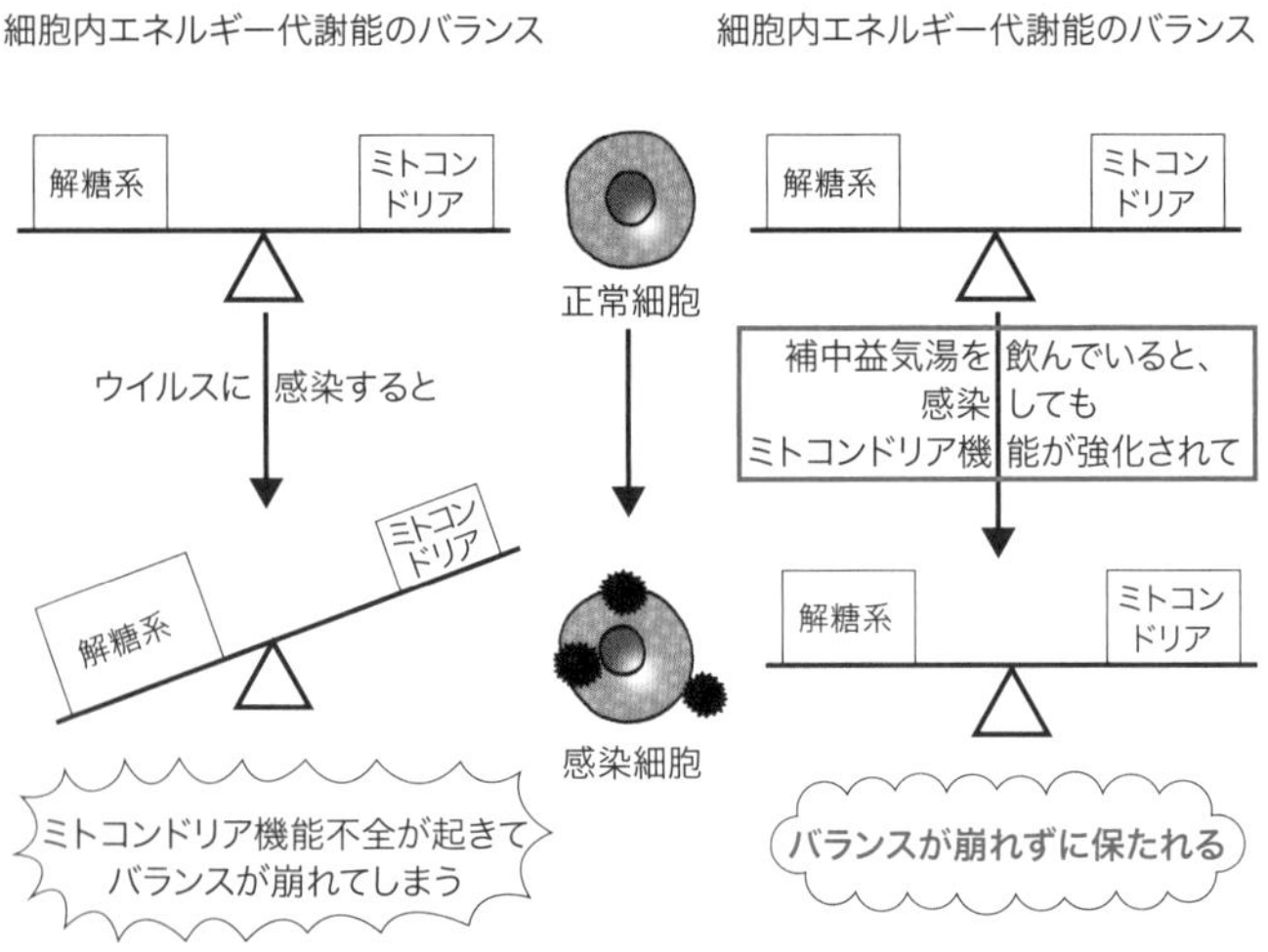

出典：K. Takanashi, et al. Pharmacology. 2017;99(5-6):240-249

ランスを取り続けられるのである。

きわめて巧妙に、かつ効率的に増殖するウイルスに対して、漢方薬はさまざまな仕組みで細胞に働きかけて、ウイルスの感染を制御している。こうした複雑な仕組みが、非常に重層的に作用していることが、近年ようやく判明してきて、漢方薬が「ボヤにもしない」ことが裏づけられつつある。

養生で「未病」のうちに対処する

通常、漢方というと「漢方薬」をイメージする人が多いのではないだろうか。薬、つまり薬物療法だが、これはあくまでも手段のひとつで、漢方医学には「薬」「鍼灸《しんきゅう》」「養生《ようじょう》」という3つの柱がある

なかでも重視されているのが「養生」、すなわち「健康のために食生活や生活習慣を整えること」だ。養生というと、現代では日常的に使う言葉ではないから古くさい印象があるかもしれないが、本来「生命を養う」という意味だ。「健康で生命を長く保つため、どのように日々を送るのがいいか」という「日常生活の知恵」といえるだろう。

この養生を、漢方では薬を出すことと同じかそれ以上に重視しており、食生活の改善をはじめとして生活指導に力を注ぐのだ。

養生のポイントの第一は、「未病のうちに対処する」ということである。「未病」とは東洋医学の概念で、その文字が表す通り、「未だ病気になっていない状態」であり「健康と病気の間」を指す。

検査の結果、脂質異常や血糖値によって「薬を飲んで治療しましょう」となることがある。検査の数値が「健康」と「病気」の境界線のようにも思えてくるけれども、人間の健康状態を「ここまでは健康」「ここからは病気」と明確に区別することは不可能だ。

そもそも人間の心身に、健康と病気の明確な境目があるわけではない。

もし今日、がんが見つかったとしても、最初の細胞ががん化したのは10年も20年も前のことである。またアルツハイマー病では、発症する20年くらい前から、脳にアミロイドβという異常なタンパク質の蓄積が始まっている。

多くの中高年が気にかけているメタボリック・シンドローム（メタボ）は、心筋梗塞や脳梗塞の原因となる動脈硬化を急速に進行させてしまう。今は普通に暮らしていても、このまま同じ生活習慣を続けていたら、いずれ心筋梗塞や脳梗塞を発症してしまうリスクは高い。

動脈硬化、心筋梗塞、脳梗塞などの病気に罹って治療が必要になる前、すなわち「メタボですよ」と言われた段階、あるいはもっと前の「このままだと、近い将来、メタボになりますよ」と忠告された段階で適切に対処すれば、健康な状態まで引き返せる。しかも早いほど、容易に引き返せる。

こうしたことを一言で言い表す概念が「未病」である。

新型コロナも「罹ったら治せばいい」のか

私が顧問を務めている神奈川県では、「未病の改善」に力を入れている。神奈川県の未病の定義は、現代的にわかりやすく表現されている。それが次ページに示すグラデーションモデルである。

未病のグラデーションモデル

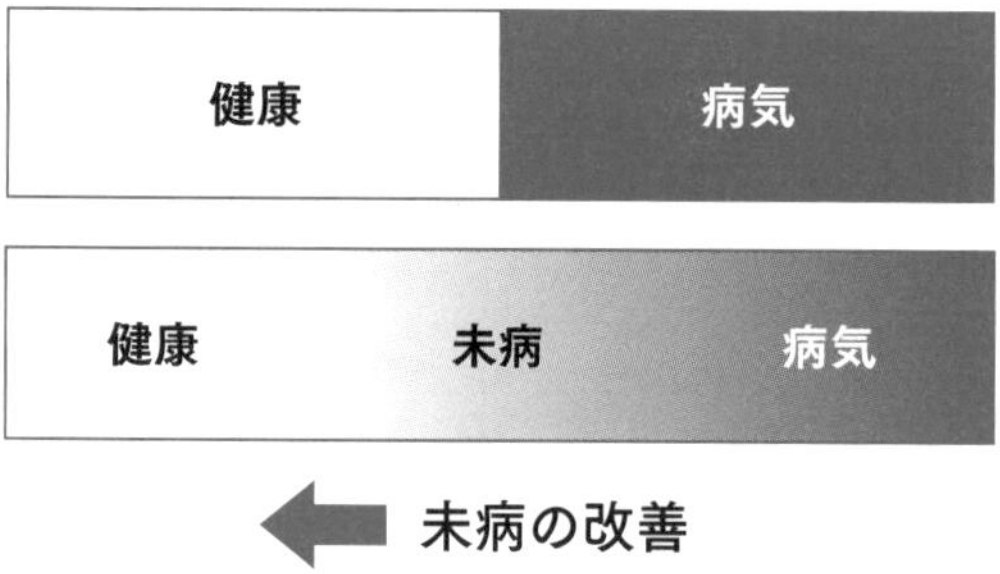

出典：神奈川県 / 未病について（健康寿命の延伸に向けた取り組み）

健康と病気は、白と赤とにはっきり分かれているわけでない。限りなく白に近い薄いピンクから、赤に近い濃いピンクへと連続的に変化するグラデーションだと捉えるのだ。ピンクが濃くなると、白の状態まで引き返すのは大変だけれども、薄ければ薄いほど白に戻るのは早く、容易なのだ。

漢方において未病とは、単に「病気の前段階だから気をつけて予防しましょう」というところにとどまらない。患者さんひとりひとりの体質「証」を考えて、どんな病気へと進みそうかを予想し、いち早く対策することで病気の発生を未然に防ぐ。すなわち、予防医学というより「予想医学」なのだ。

未病の考え方を取り入れて養生を実践すると、病院にも薬にも頼らなくて済む体に近づいていく。医者としては〝商売上がったり〟になってしまうわけだが、本来であれば望ましいことである。

中国最古の医書とされる『黄帝内経』には、「上工は未病を治し下工は已病を治す」とある。これは「いちばん腕のいい医者は、病気になってから治すのではなく未病を治す、腕の劣る医者は病気が現れてから治す」という意味だ。

さらに８００年ほど経った唐の時代、孫思邈《そんしばく》という医師は医者を上中下にランク分けして、「上の医者は未病を治す、中の医者は病気になりそうなところを治す、下の医者は、すでに病気になった人を治す」と述べている。

一昔前までは、ちょっとした不調はすべて地元のお医者さんに相談し、医師と患者の距離が近かった。地域の医師は、家族まるごと健康管理を引き受けて、それこそ未病の段階から相談に乗っていた。しかし、高度経済成長期以降、医療の専門分化と高度化が進み、その領域では秀でた腕を持つが、体全体を診る医師が減ってきてしまった。こうした反省から、家族背景や社会背景をも含めて患者さんをまるごと診療する家庭医（プライマリ・ケア医）の必要性が、今あらためて言われるようになった。

医療の専門分化、高度化とともに、以前は治らない病気がどんどん治るようになっている。患者側の意識も変わり、「悪くなったら、病院でどうにかしてくれる」と考え、多少の不調があっても病院には行かず、仕事を無理している人が増えているように思う。しかしながら、進行してしまった病気を元の状態に戻すのは大変なことである。たばこを40年喫ってCOPD（慢性閉塞性肺疾患）になった人は、どんなに治療を続けても喫煙前の状態には戻れない。そうなる前に、未病の段階で治すのが一番効率がよいのである。

しかし今回の新型コロナウイルスでは、「もし罹っても治せばいい」と考える人はまずいない。ウイルス感染症の通例から、数年後に消えてしまう可能性もあるが、また新たにやっかいな感染症が現れる可能性も高い。

その意味で、このコロナ禍を「未病に対処する・未病を改善する」という発想を取り戻すきっかけにしていただきたいと思う。

「ウィズコロナ、アフターコロナは未病の時代」である。大きな犠牲を払いながら未だに収束の見えないコロナ禍の体験をムダにすることは許されない。次代へ向けてのターニングポイントにしていかなくてはならないと思う。

感染症に罹りにくい体づくり

次の７つのポイントは、感染症に罹りにくい体を作るための、具体的な行動指針である。これは、私が慶應義塾大学環境情報学部の教授を務めているとき、学生と一緒に作った『「未病」図鑑』（ディスカヴァー・トゥエンティワン）から抜粋したものだ。

『「未病」図鑑』では若い読者まで対象を広げ、人間関係と健康の関係や妊娠・出産な

軌道修正は早めに。「なんとなく不調」を見過ごさない

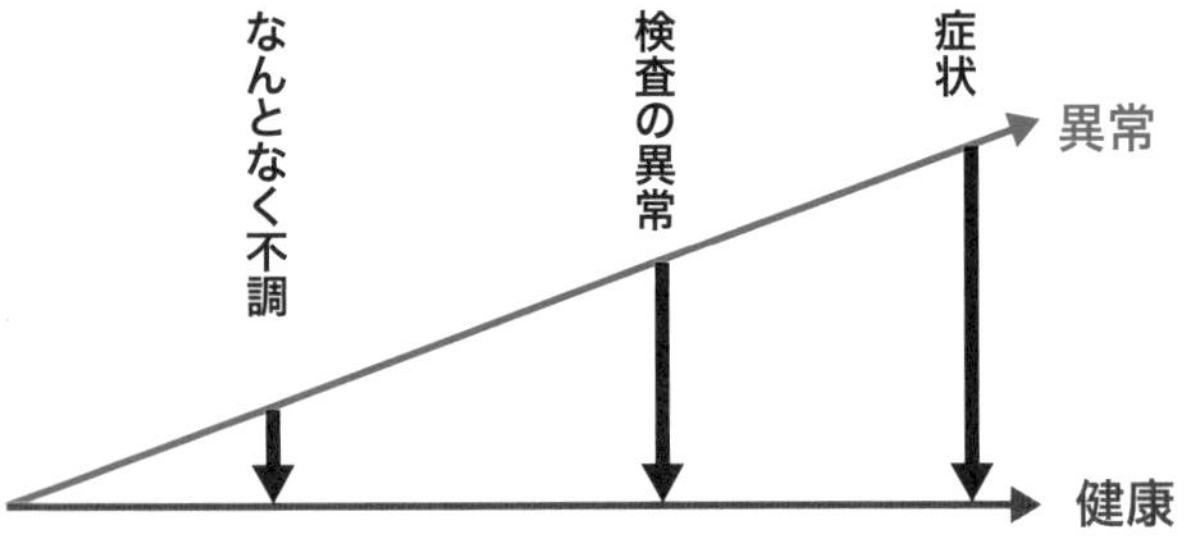

ど、生涯にわたって健康で幸福に暮らすためのポイントも含め、10ヵ条を掲げてさらに詳しく解説しているので、併せてお読みいただけると幸いだ。

①自分の「体の声」を聞く

なんとなく体が重い、頭が重い、夜眠れない、疲れやすくてだるさを感じる……などという症状の1つや2つ、誰でも持っているものだ。こうした「なんとなく不調」は放置されてしまうことが非常に多いのだが、体の声に敏感になって、その不調がどこからきているのか、ひとつひとつを潰していってほしい。

強調しておきたいのは「症状が出たときが病気の

始まりではない」という点だ。たとえば心筋梗塞は突然、胸の強い痛みや圧迫感などの症状で発症し、多くの人は、心筋梗塞が起きたときが病気の始まりと考えるが、それは違う。もっとずっと以前から動脈硬化が進行していて、心筋梗塞という病気は動脈硬化が進行した結果、ともいえる。先述したがんやアルツハイマー病も含め、生活習慣病の始まりは、病気が見つかるはるか前である。

これは急性の病気でも当てはまる。

新型コロナウイルス感染症では、無症状からいきなり肺炎を発症するケースがあるけれども、肺炎がこの感染症の始まりかといえば、もちろん違う。熱が出たり味や匂いを感じなくなったりしたときでもなく、1〜12・5日とされる潜伏期間の前、ウイルスが入った時点が始まりだ。

インフルエンザなら、急に熱が出てぐったりしたときから、1〜2日さかのぼったある時点で、ウイルスが侵入している。

とはいえ、ウイルスが体に入れば必ず感染、発症するというわけではない。入ってきた量にもよるし、個人の免疫機能によって大きく異なる。ここまで述べてきたように、この段階で体調の異変を感知できれば漢方で発症を抑えられる可能性がある。

「なんとなく不調」は自分の体が発している声なのだ。「なんとなく体が重い。だるい」というのは「今日はお酒を飲まないでほしい」「睡眠をしっかりとってほしい」と、体が訴えかけているのかもしれない。

そんな声に耳を傾け、不調の原因を突き止め、改善していけば、免疫力など自然治癒力を高めることになり、新型コロナ感染症の予防になる。それと同時に、将来の生活習慣病の予防にもつながっていく。

まずは自分の「体の声」を真摯《しんし》に聞いてほしい。

②質のよい睡眠をとる

「なかなか寝つけない」「夜中に何度も目が覚める」「眠りが浅くて熟睡感がない」などの睡眠障害を抱えている人は、日本人の3割とも5割ともいわれている。

なぜ睡眠が大切なのかといえば、体は睡眠中に脳や自律神経系、ホルモン系、免疫系などを整備したり修復したりするからである。心身のダメージは眠っている間に修復されるので、睡眠に問題があると、どんどんダメージが蓄積されてしまうのである。

睡眠障害を招く大きな要因が、自律神経のバランスの崩れである。

自律神経は、生命の維持や心身を適切な状態に保つために、24時間、私たちの意思や意図とは無関係に、内臓ほかさまざまな器官の機能、代謝、体温調節などをコントロールしている。暑いときに汗をかくのも、食事をすると唾液や消化液が出て消化吸収を促すのも、意図しなくても自律神経がオートマチックに行ってくれる。

自律神経には、活動するときや緊張したときにスイッチが入る交感神経と、眠るときやリラックスするときにスイッチが入る副交感神経という2系統があり、一方がオンになればもう一方はオフになるシーソーのような関係になっている。

睡眠中は副交感神経が働いて、血圧、心拍数、呼吸数、体温が下がり代謝も低下、究極のリラックス状態になって心身の疲労を回復するのが体本来の仕組みである。

ところが、とかくストレスにさらされている現代人は、交感神経のスイッチが入りっぱなしになりがちだ。そのため副交感神経へのスイッチの切り替えができず、自律神経のバランスが乱れてしまうのである。

そうなると、心身の疲れを癒し、自律神経の乱れを正すために睡眠が必要なのに、自律神経が乱れているがゆえに眠れないという負のスパイラルに陥ってしまう。ここから脱出するには、正しい睡眠サイクルへの改善がどうしても必要となる。

正しい睡眠サイクルとはどういうことだろう。

睡眠中、脳はまったく休んでいるのではなく、深い睡眠の「ノンレム睡眠」と、浅い眠りの「レム睡眠」を、平均すると90分ほどの周期で繰り返しており、この周期が4～5回というのがベストの睡眠サイクルとされる。3回以下だといわゆる睡眠不足で、心

睡眠生理学

レム睡眠	脳は覚醒状態だが、体を休めている 脳のデータ処理作業
ノンレム睡眠	脳は休んでいる デフォルトモードネットワークが活性化 記憶の消去や記憶の固定作業が行われる

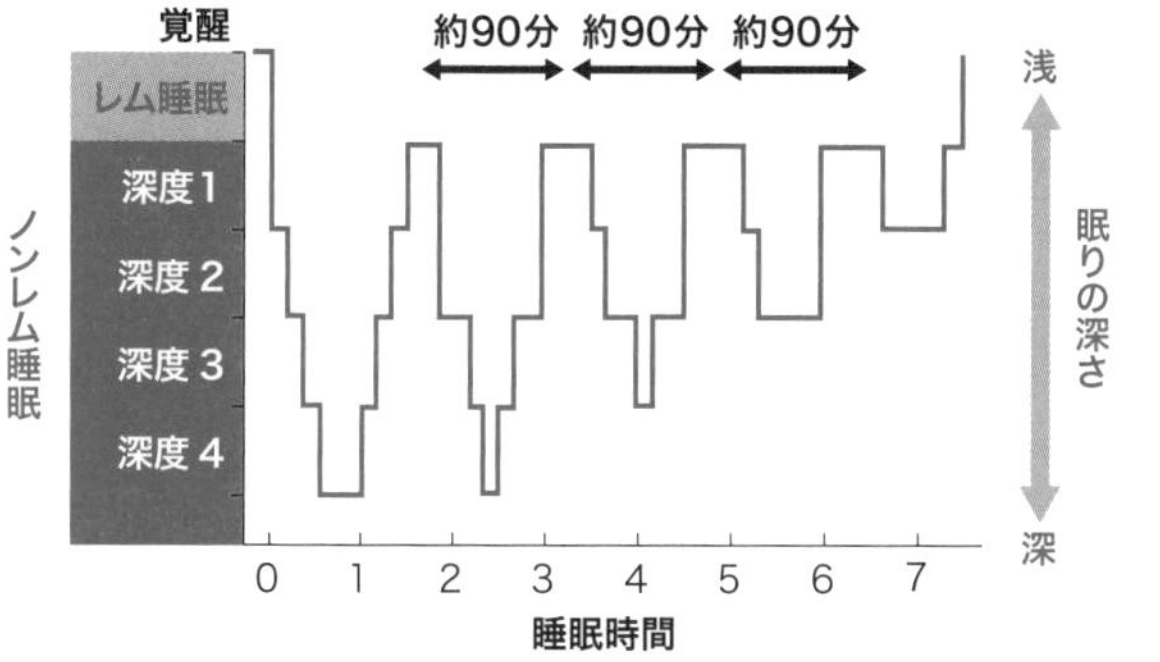

出典：『「未病」図鑑』ディスカヴァー・トゥエンティワン

身への影響が出てくる。

朝起きたとき、「ぐっすり眠れた」と感じる質のよい睡眠は、この正しい睡眠サイクルから得られるのである。そのためには、次に述べるような生活のサイクルづくりが欠かせない。

睡眠サイクルの基準となるのは、一般に体内時計でコントロールされる概《がい》日《じつ》リズムだが、これを司《つかさど》っているのが時計遺伝子である。人間に限らずほとんどの生物は、時計遺伝子によって24時間以上の時間で変動する生理的なリズムを作り出し、太陽光の刺激や食事のタイミングなど生活習慣ほか、さまざまな周期的な事象で修正をかけている。

そのため「規則正しい生活サイクル」が失われると、時計遺伝子の働きが狂ってしまう。時計遺伝子はがんに関連する遺伝子も制御しており、時計遺伝子の乱れはがんの発症にも関連すると考えられている。

したがって体内の時計遺伝子を極力狂わせない、という心がけが必要になる。

カーテンを開けて朝日を浴びると、セロトニンという目覚めと活動のホルモンの生成・分泌がさかんになる。うつの原因にセロトニンの欠乏があることはご存じかもしれない。日中、活発に活動するためには欠かせないホルモンなのだが、セロトニンは目覚めてから14〜16時間ほど経つと、メラトニンという眠りのホルモンに変わるのだ。

つまり、日中のセロトニンの生成・分泌量が多いほど、眠りにつくときメラトニンの量も増え、深い眠りにつながる。またセロトニンの材料となるトリプトファンを多く含む肉類、魚介類、卵、乳製品、納豆などの大豆製品を朝食で摂ることをお薦めしたい。朝食をきちんと摂る習慣は、体内リズムを作る効果も大きい。

腸が働いている状態で眠らないほうがいいので、夕食は早めに摂る。入浴をして体温が上がり、下がるところで眠気がくるので、そのタイミングで軽いストレッチをして床につくようにしよう。

スマホなどを見てしまうとブルーライトでメラトニンの生成が抑制されるので、スマホは見ない。できるだけ決まった時間に床につくようにしよう。

心身の健康状態を保つ「いい睡眠サイクル」は、「規則正しい生活サイクル」あってこそ、と心得よう。

③食事に気を配る

私たちの体は、髪の毛や皮膚から筋肉、骨、内臓まですべて、食べたものでできている。材料をおろそかにして、病気にならない体は作れない。3食、バランスよく食べることはもちろんだが、「いかに食べるか」も大切だ。

そのひとつが「よく嚙んで食べること」だ。1回の食事で嚙む回数は、昭和初期には平均で1420回だったのに対し、現代では620回まで減っているという報告もある。よく嚙めばアミラーゼの働きで消化が促進される上、食べたものの味がよくわかる。反対に、よく嚙まないと味がわからないため、味付けが濃くなりやすい。

さらに、よく嚙まないと肥満になりやすいこともわかっているので、「ゆっくり、よく嚙んで食べる」ことは、肥満の予防対策にもなる。

また、夫婦で一緒に食べているのにもかかわらず、お互いにスマホを見ているというのもよくない。リラックスしておいしく楽しく、よく嚙んで食べることで、唾液の分泌もよくなり消化も促進される。

漢方には、症状や体の状態に合わせた食材を組み合わせた食事をしようという考え方がある。これが「薬膳」で、一般の病気予防や健康づくりを目的としたものを「食養《しょくよう》」と呼ぶ。文字通り、食べて体を養うのである。病気の治療を目的とした食事は「食療《しょくりょう》」と呼ぶ。

みなさんは、体内に熱がこもりやすい暑い季節は「体を冷やす食材」を摂り、体が冷えやすい寒い季節は「体を温める食材」を摂るのがよい、と耳にしたことがあるかもしれない。食材の性質によって、体のバランスを取ろうというのである。

漢方を含め東洋医学では「中庸」という考え方を重視する。すなわち「偏らないこと。極端ではなく穏当なこと」といった意味であり、そのベースになる考え方に「陰陽思想」がある。これはものごとを「陰」と「陽」に分けて、どちらかに偏ることなくバランスの取れた状態（＝中庸）を理想とするものだ。

食材も「体を冷ます（冷やす）性質」のある「陰の食材」と、「体を温める性質」のある「陽の食材」があり、季節の寒暖だけでなく体の状態に合わせて、どんな食材を摂るのがいいかを判断する。

「なんとなく不調」＝未病を抱えている人には、血流が悪くなっていたり、自律神経が乱れているケースがしばしばある。漢方的には「気・血・水」の巡りが悪くなっていたり、不足している状態であり、陰・陽でいえば陰に該当する。こうした場合は「陽の食材」を多めに摂り、心と体を中庸の状態へと持っていくのだ。

漢方では体を冷やさない＝温めることを重要視する。体を温めると免疫を上げることにもつながるので、特に寒い季節は温かい味噌汁やスープなどで、根菜類を多めに摂って体を温めることが薦められる。

次ページに陰・陽の食材の特徴を掲げたので参考にしてほしい。

もうひとつ大切なことが「旬の食材」を摂ることだ。昔から「旬のものを食べると病気にならない」といわれてきたが、これには理由がある。旬の食材には、その季節に合った体にするための成分や栄養素が豊富に含まれている。

たとえば春は1年のなかでも新陳代謝が活発になり、細胞が入れ替わることで、体内

陰陽の食材

陰

食材の特徴・傾向

- **温暖な気候の土地・季節で収穫される、春夏に旬を迎える野菜など**
（例:キュウリ、トマト、ナス、ピーマン、ミョウガ、バナナ、マンゴー、パイナップル、柿、ナシ、ミカン等の柑橘類、スイカ、メロンなど）
- **地上に葉を広げて、上に向かって伸びていくもの**
（例：小松菜、ホウレンソウ、レタス等の葉物野菜など）
- **成長が早い、背が高いもの**
- **水分が多く、柔らかめなもの。早く煮えて、すぐに柔らかくなるもの**
- **白っぽい色、薄い色、紫色のもの**
- **甘味が強いもの、酸っぱいもの、辛いもの**
- **カリウムを多く含むもの**

上記以外の身近な食材例

牛乳、白砂糖を含む菓子類、清涼飲料水、豆腐、植物油、酢、ビール、ウイスキーなど

陽

食材の特徴・傾向

- **寒冷な土地・季節で収穫される、秋冬に旬を迎える野菜など**
（例：冬キャベツ、冬ニラ、タマネギ、ネギ、ニンニク、カボチャなど）
- **地下に根を張り、下に向かって伸びていくもの**
（ゴボウ、レンコン等の根菜類など）
- **成長が遅い、背が低いもの**
- **水分が少なく、固めで、煮るのに時間がかかり、煮込んでもあまり柔らかくならないもの**
- **色の濃いもの、赤や黄色など暖色系の色をしたもの**
- **塩辛いもの**
- **ナトリウムを多く含むもの**
- **肉、魚など、動物性のタンパク質が多く含まれるもの**
- **もとの食材が陰性でも、発酵食品や天日干ししたもの**

上記以外の身近な食材例

塩、梅干し、卵、チーズ、味噌、しょうゆ、漬け物、日本酒など

の老廃物を解毒し排出する肝臓や腎臓はフル回転になる。春に旬を迎える菜の花、春キャベツ、フキノトウ、タラの芽、タケノコなどの春野菜や山菜は、苦味やほのかな辛みが特徴だが、こうした成分のなかには肝臓や腎臓の機能を助ける働きを持つものがある。たとえば苦味の元になっているアルカロイドという成分には、腎臓の濾過《ろか》機能を向上させ、老廃物の排出を促し、新陳代謝を活発にする働きがある。また菜の花や春キャベツなど、アブラナ科の野菜の持つまろやかな辛み成分であるグルコシノレートは、肝臓の解毒作用を強化する。

ときどき、健康にいいからといって、そればかり食べてしまう人がいる。体を温める食材がいいと知って、一生懸命、そんな食材ばかり摂るような食生活になってしまう人がいるかもしれないが、これでは中庸にならない。

「陰」に傾いている人がバランスを取って中庸に戻すために、「陽」の食材を多めに摂るのであって、そればかり摂るのは本末転倒になってしまう。心身に必須の栄養素を過不足なく摂るために、いろいろな食材を食べることが望ましい。

④積極的に体を動かす

このコロナ禍で運動不足の人が増えている。テレワークや在宅勤務で通勤しなくなったため歩く機会がなくなったり、感染を避けるため外出を控えたりと、日本中で行動様式が変わった結果、運動不足の弊害が取りざたされるようになった。

実際、筋力が極端に落ちてフレイルになり、外来を訪れた人も何人かいる。新型コロナを恐れるあまり、運動不足に陥って、健康を損ねる結果になっているのは看過できない事実である。

日常的な運動習慣のメリットは、広く知られている。高血圧、糖尿病、高脂血症、動脈硬化から心疾患、脳血管障害といった生活習慣病、うつ病や不眠症、がん、認知症ほか、多くの病気は、ウォーキングのような運動の習慣化で予防できるし、改善効果も高い。

こうした長期的な健康への影響だけでなく、短期的な不都合もある。
たとえば運動不足では血流が悪くなるため、疲労物質が体内に溜まって疲れを感じやすくなる。そのためさらに消極的になってしまう悪循環に陥りやすく、精神的な落ち込みや不眠も引き起こす。

自宅から外出する機会を失い、引きこもりがちの日々が長期化するのは非常にまずい。ぜひ体を動かしてほしい。屋外を歩くなら、周囲に人がいなければマスクを外しても大丈夫なので、積極的に歩いて筋力をつけてほしい。免疫を上げるためには、筋肉が重要な役割を果たす。

また、日光を浴びながらの外歩きはビタミンDを産生する。ビタミンDはコロナの重症化を防ぐという研究が数多く論文化されている。

腰痛などに悩んでいる方に、インナーマッスルを鍛える意味でお薦めしているのが大《だい》腰筋《ようきん》ウォーキングである。インナーマッスルとは深奥部にあって体の動きや姿勢を調整する基盤となる筋肉で、その要となる大腰筋は、上半身と下半身をつないでいる大きな筋肉だ。背骨で胸椎《きょうつい》のいちばん下と腰椎《ようつい》全体から下へ伸びて、大腿骨の付け根を結んでいる。

大腰筋ウォーキングのメリットを挙げると、

・姿勢がよくなる。腰回りの筋肉が鍛えられて腰痛の改善や予防になる。
・血流がよくなり、代謝も上がるので冷え症の改善効果やダイエット効果、美肌効果がある。
・大腰筋の近くにある消化器官や腎臓などの内臓の働きが活発になり、胃腸の働きがよくなる。老廃物の排出も促され、病気や不調のリスクが抑えられる。
・脊柱内を走る自律神経系の経路が刺激されて、自律神経を整えることができるので、心の不調の改善にもなる。

大腰筋の動きは、骨格や筋肉だけでなく、内臓や器官の働きにも、さらには自律神経、血液やリンパにまで作用するため、心身の不調改善に効果をもたらす。いいことずくめだから、散歩のときだけでなく、買い物、町歩きなど日常的に歩くとき、大腰筋ウォーキングを取り入れることをお薦めしたい。

大腰筋ウォーキングを行うときの6つのポイントを次ページの図で示した。

大腰筋の上端、足の付け根を意識して歩くのが大腰筋ウォーキングだ。足の付け根は、太ももを動かす筋肉の始点、つまり胸椎の最下部（みぞおちの奥の背骨）付近と捉え、その位置をコンパスの支点と意識して歩くのである。

思いのほか高い位置にあるから、「ここがコンパスの支点」としっかりと意識して歩くことがコツだ。図にあるように、歩幅を大きく取り、足をできるだけ前に振り出して、大股で歩く。顔をまっすぐ前に向け、胸を張って歩こう。結構いい運動になる。

大腰筋ウォーキングの６つのポイント

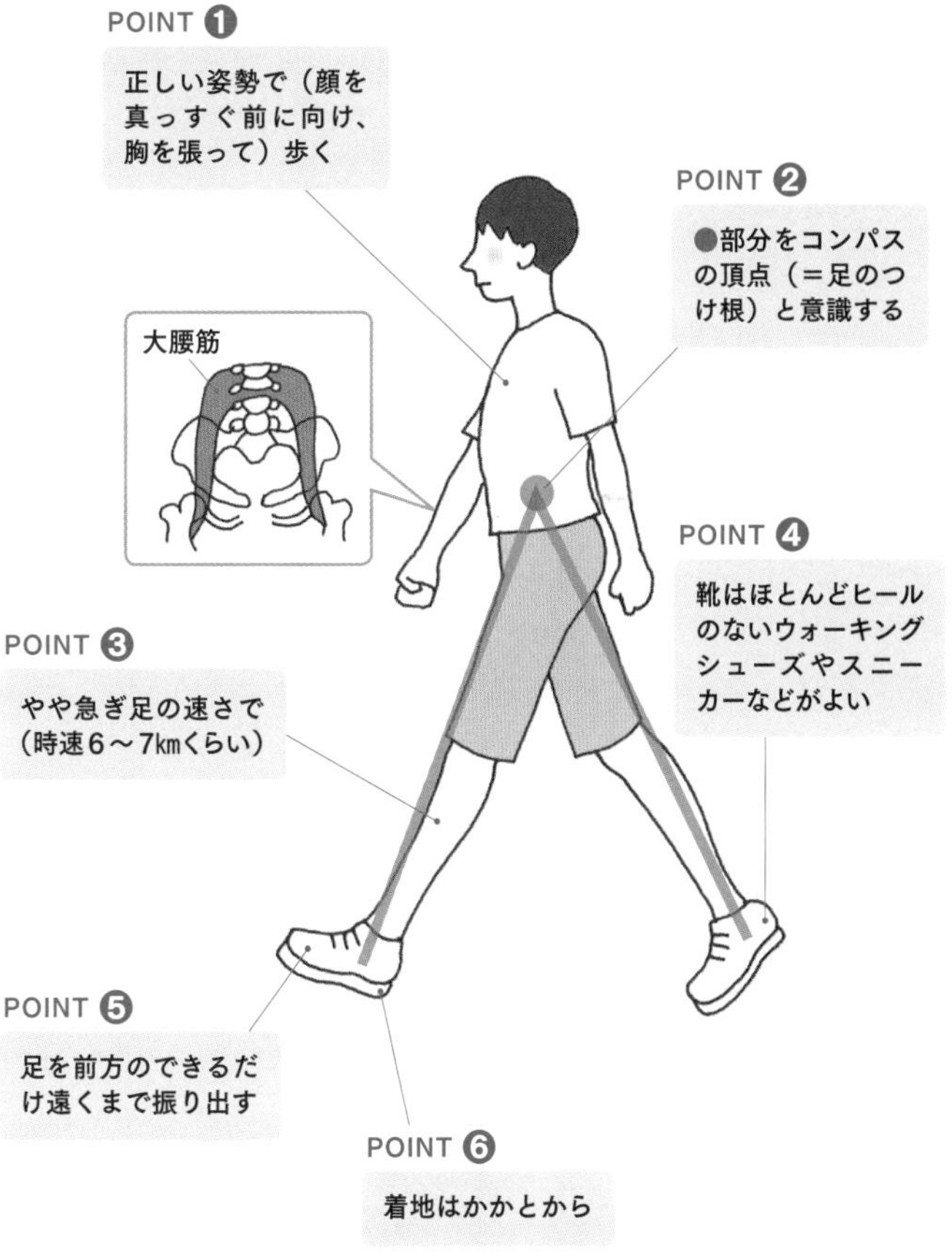
POINT ❶
正しい姿勢で（顔を真っすぐ前に向け、胸を張って）歩く
POINT ❷
●部分をコンパスの頂点（＝足のつけ根）と意識する
大腰筋
POINT ❸
やや急ぎ足の速さで（時速６～７㎞くらい）
POINT ❹
靴はほとんどヒールのないウォーキングシューズやスニーカーなどがよい
POINT ❺
足を前方のできるだけ遠くまで振り出す
POINT ❻
着地はかかとから

⑤入浴で体を温める

入浴は体の清潔を保つためと考える欧米では、手早くシャワーで済ませてしまうのが一般的だが、日本では「心身のリラックス」を目的として入浴する人が9割という調査結果がある。浴槽にゆったり浸かり、思わず「極楽、極楽」と口に出してしまう風呂好きの民族が日本人なのだ。

もっとも最近は、若者を中心にシャワーだけで済ませる人が増加中というが、昔ながらの日本の風呂文化には、健康づくりの観点で多くのメリットがある。

すなわち入浴には、心身のリラックス効果で自律神経を整える、血流やリンパの流れをよくすることで老廃物や痛みを引き起こす物質を排出する、足のむくみや筋肉の疲れが取れるといった効果がある。

特にリラックス効果の上がる入浴のポイントが2つある。

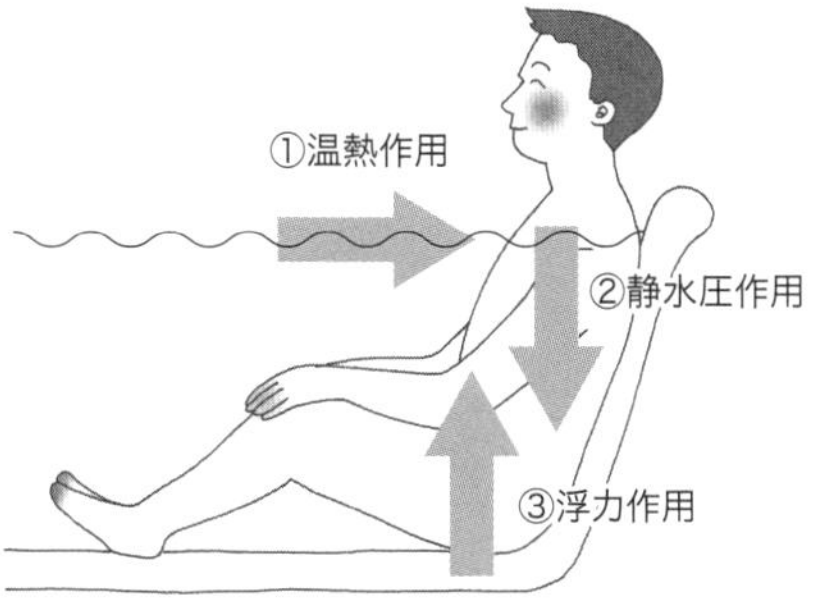
温熱作用
・血液循環の促進
・利尿作用（むくみを取る）
・発汗作用（汗腺の活性化）
・リラックス効果
静水圧作用
・静脈還流、リンパ還流の促進（むくみを取るリンパマッサージを併用）
浮力作用
・筋肉の負担軽減
・疲労回復
・関節可動域拡大（浮力を利用した関節運動）

出典：看護 roo! https://www.kango-roo.com/learning/2586/

・夏は38度前後、冬は40度前後のぬるめのお湯に20～30分ほど浸かる。
・快眠のためには、ベッドに入る30分～1時間半前の入浴がベスト。

熱いお湯を好む人もいるけれども、42度以上のお湯では交感神経のスイッチが入るので、寝つきが悪くなってしまう。ぬるま湯にゆっくり浸かり、深部体温（内臓や脳など、体の内部の温度）を上げておくと、反動で睡眠時に深部体温が下がりやすく、深い眠りに入ることができる。入浴の時間は季節によっても異なり、夏は寝る直前に入浴すると、体温が下がりきらず眠りにつけない。逆に冬にあまり早く入浴すると体が冷えて眠りにつけない。体温が上昇して、下がって眠くなるタイミングを自分で見つけてほしい。

入浴で体を温めるというと温泉を思い浮かべる方もいるだろうが、家庭のお風呂でも十分だ。ポイントは肩までお湯に浸かることである。そうすることで、しっかり温熱効果が得られて血流アップの効果が上がる。さらに全身に静水圧という圧力がかかるので、リンパや静脈の流れがよくなり、むくみが取れるという効果もある。

体を温めることのメリットは大きい。特に漢方では「冷えは万病の元」と考える。なぜ冷えが悪いのかといえば、私たちの体、さらには生命が、非常に精密で複雑な化学反応によって維持されているからだ。

内臓や器官、さまざまな組織を構成する細胞のなかで、さまざまな化学反応が起こり、必要な物質やエネルギーが生み出されている。その化学反応がもっとも適切に行われ、かつ活発になる温度（深部体温）が36・5～37度前後とされ、このくらいの体温のとき免疫も活発に働くのである。

体温が低くなるほど、免疫機能は低下する。たとえば体温35度は、がん細胞がもっとも増殖する温度ともいわれ、体温が低い状態はがんを発症するリスクを大きくしてしまう。

188ページで述べたように、自律神経を整えることは、免疫力を高めるために大きな意味がある。副交感神経が働いてリラックスしているときは、免疫細胞であるリンパ球がリンパ節から血中に出て行って、パトロールモードに入る。自律神経が乱れて、つねに交感神経が働いている状態では、リンパ球はリンパ節から出て行くことができずに、〝敵〟を効率よく攻撃することができないので、免疫力が低下してしまう。

最近、話題になっている「ゴースト血管」の予防の観点からも、肩までゆっくりと浸かる入浴をお薦めしたい。

人間の血管のおよそ99％が髪の毛よりも細い毛細血管であり、酸素を運ぶ赤血球はもちろん、リンパ球も毛細血管を通って運ばれている。免疫系にも重要な役割のある毛細血管だが、血流が悪くなるとやがて消えてしまう。これが「ゴースト血管」と呼ばれる状態で、認知症やがんなどさまざまな病気との関連が明らかにされている。

したがってリンパ球をすみずみまで行き渡らせるためにもこの毛細血管を維持、強化することが欠かせないのだが、10分くらいお湯に浸かれば毛細血管が開いて血流がよくなり、「ゴースト血管」の予防になるのである。

⑥呼吸と姿勢を意識する

私たちは息を吸うことで血液に酸素を取り込み、全身の細胞へと酸素を届けている。細胞はこの酸素を使って生命を維持するエネルギーを作り、二酸化炭素を排出する。息を吐くときに、この二酸化炭素を体の外に運び出すのである。

この一連の仕組みは「ガス交換」と呼ばれ、十分に行うには深い呼吸が欠かせない。

そして大切な呼吸は、心臓や消化器官などと同様に、意識せずとも働く自律神経の支配下にある。ただ心臓や消化器官と少し違うのは、ある程度は自分の意思でコントロールできる点である。たとえば少しの間なら息を止められるし、水泳の息継ぎや、ジョギングやマラソンでは普段の呼吸とは異なるリズムや速さに変えることもできる。

また、心の状態と呼吸はお互いに影響し合う関係にあり、不安や緊張を感じているときは自然に呼吸が浅く速くなる。多忙な仕事、満員電車での通勤、さらには人間関係など、ストレスの多い現代社会では、呼吸が浅くなりがちだ。

それというのも自律神経と呼吸には大きな関連があって、基本的に交感神経優位（交感神経のスイッチがオン）のときには呼吸が浅くなり、副交感神経優位（副交感神経のスイッチがオン）のときには呼吸が深くなるからである。

ということは、ストレスを感じて交感神経のスイッチが入りっぱなしになる↓呼吸が浅くなる↓交感神経はさらにオンのまま↓呼吸が浅くなる……という負のスパイラルに陥ってしまうのだ。

しかし意識して呼吸をコントロールすることで、このスパイラルから抜け出せる。自律神経と呼吸には、深く呼吸すると副交感神経優位になるという、逆の関係も成り立つからだ。深くゆっくりとした呼吸をすると副交感神経のスイッチがオンになり、心身の緊張状態をリラックスへと転じるのである。


息をお腹からゆっくり吐いてみると、不思議と落ち着いた気持ちになるはずだ。フーッと息を吐く時間を、ゆっくりと長めに取る呼吸を何度か繰り返すと、全身の筋肉と心の緊張が解け、リラックスしてくる。先に息を吐ききり、後から吸うのがポイントだ。息を吐ききれば、新鮮な空気をたくさん肺に吸い込める。「呼吸」という言葉からわかるように、「呼（吐くこと）」が先、「吸」が後である。

1日に5分間でかまわないので、毎日の習慣にしてほしい。

⑦姿勢を整える

現代人には、スマホの見すぎによるストレートネックの人が非常に多い。「巻き肩」「前肩」とも言われるもので、肩が前に出た状態である。パソコンに向かって仕事をしていると、どうしてもこの姿勢になってしまうのだが、ときどき肩を回したりストレッチをしたりして姿勢を正すことが必要になる。

正しい姿勢は、横から見たとき耳と腕と踵《かかと》が一直線になるような姿勢である。

日ごろから「どんな姿勢の立ち方や座り方をしているか」は、「何を食べているか」に匹敵するくらい、健康にかかわる大切なことである。

たとえば前かがみの姿勢がクセになっていると、つねに肺が圧迫されて呼吸が浅くなるため自律神経が乱れやすくなる。また、体内に取り入れられる酸素量が減るため、脳も含め全身の細胞に、酸素が十分に行き渡らなくなるし、体内からの二酸化炭素の排出が不十分になったりする。その状態が長く続くと、代謝機能が低下し、健康を維持する力も衰えて、体の不調やうつなど心の症状を引き起こす要因になることがわかっている。

次ページの図で、正しく立った姿勢が取れているかどうかチェックしてみよう。立った状態で肩の力を抜き、腕は自然下に下ろすようにして、まっすぐに正面を見たときの姿勢である。自分で見ることはムリなので、誰かにスマホのカメラで撮ってもらうとか、自分でタイマー撮影して確かめるといいだろう。

正しい姿勢（図左）の特徴は、肩から背中、腰のラインがきれいなS字カーブを描いていることだ。現代人に多いのが、長時間のスマホ習慣などで起こる「巻き肩」（図中央）だ。背中が丸まり前かがみ気味で、額や頭部が前に突き出しているのが特徴である。首の骨の曲線がなくなり、ほぼ直線で前に突き出したストレートネックになるケースも多い。骨盤が後ろに傾くために、お尻が下がっている点も顕著に目立つ。

この「巻き肩」をムリにきれいに見せようと、胸を張ったときになりがちな状態が「隠れ巻き肩」（図右）である。背中から腰のカーブが極端に反り腰になり、骨盤も不自

姿勢チェック

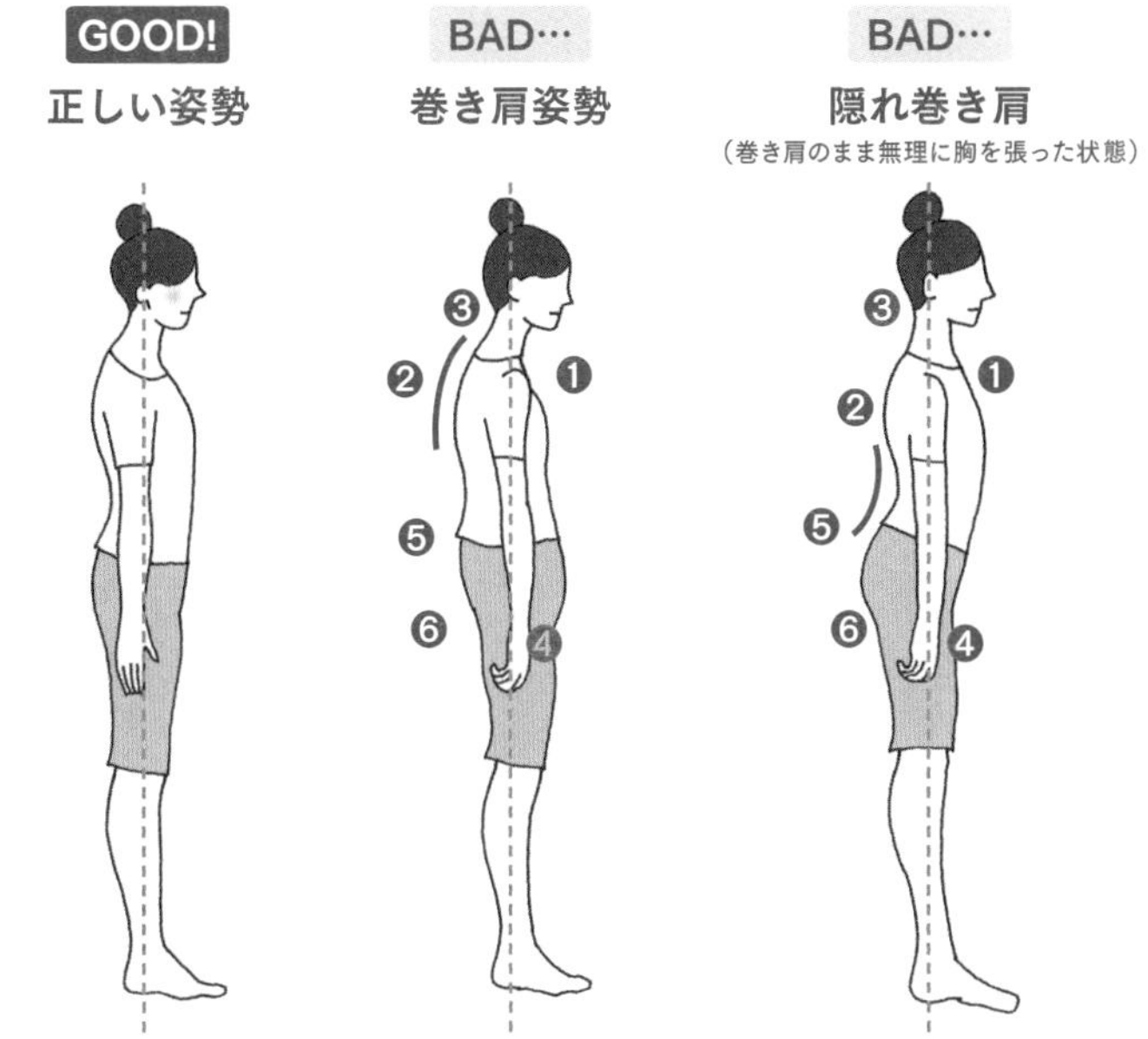

巻き肩姿勢

❶ 肩、腕、耳が体の中心より内側（前側）に入っている
❷ 背中が丸く猫背
❸ 首の骨の曲線がなくなり、ほぼ直線（ストレートネック）
❹ 手のひらが後ろ（手の甲側）を向く
❺ 背中〜腰のＳ字ラインがなくなる
❻ 骨盤が後傾、ヒップがたるむ

隠れ巻き肩

❶ 耳の位置はほぼ正常。肩や腕は体の中心より内側（前側）に入っている。
❷ 外からはわかりづらいが、実は背骨は丸くカーブしている
❸ 首の骨の曲線がなくなり、ほぼ直線（ストレートネック）
❹ 手のひらが後ろ（手の甲側）を向く
❺ 背中〜腰のＳ字カーブが急（反り腰）
❻ 骨盤が前傾、ヒップが突き出る

然に前傾するので、肩よりもお尻が後方に突き出る形になる。

「巻き肩」は、スマホを使っているときだけ注意すればいいのではなく、日常的なパソコン使用やデスクワークに長時間従事している人は要注意だ。前かがみの姿勢を長時間続けることによって、胸の前側の筋肉が収縮したまま、背中側の筋肉は伸びたままでそれぞれ緊張・硬直し、それによって肩甲骨が外側にずれ、肩が前側に出て丸まった状態になる。

次ページのストレッチは、縮んだ胸の筋肉を伸ばし、背中の筋肉を引き寄せるもので、巻き肩や猫背の改善に効果的だ。予防効果も高いから、スマホやパソコン作業、デスクワークなどで長時間同じ姿勢を取ってしまうときは、できるだけこまめに姿勢をリセットし、巻き肩を予防していただきたい。ただし、頚椎に異常がある人は無理に上を向くとさらに損傷してしまうので、少しでも違和感があったら整形外科の医師に相談してほしい。

全身の筋肉や骨格はどこかで必ずつながっているため、体のどこかにゆがみがあれば、

巻き肩改善ストレッチ

その1　座ったままストレッチ

❶

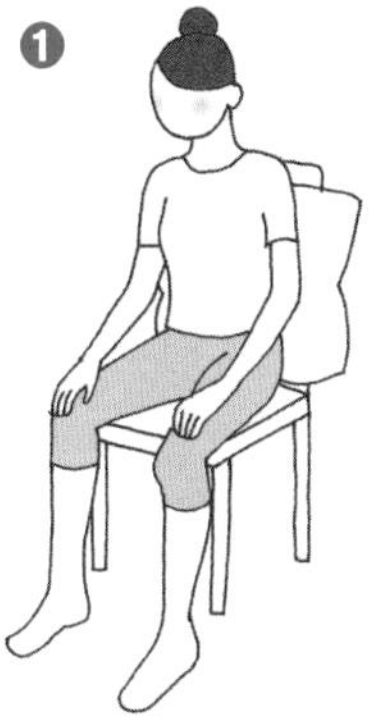

❷

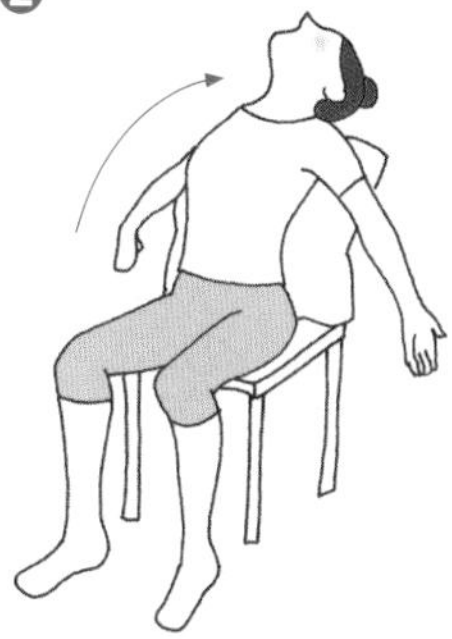

❶ イスの背もたれに大きめのクッションを置き、浅く腰かける。足は肩幅に開き、両手は膝の上に置く。

❷ お腹と胸と首をストレッチ。背もたれに寄りかかりながら背中を反らす。胸と顎は天井方向に突き上げ、両腕は45度くらいの角度に開く。この状態を10秒間キープする。

※❶～❷を2回から3回繰り返す

その2　ちょっと立ってストレッチ

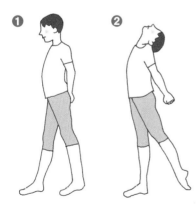

❶

❷

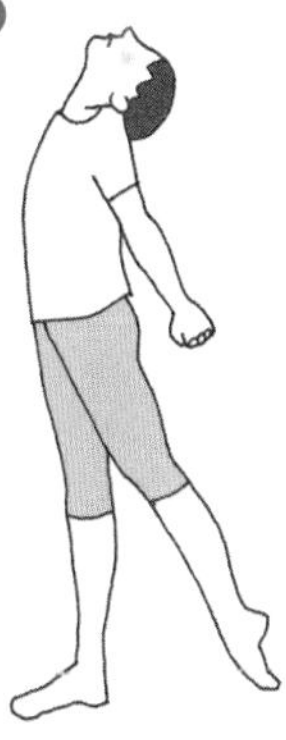

❶ 前後に両足を開いて立つ。肩甲骨を引き寄せて両腕を背中に回し、両手を組む。

❷ 重心を前に移し、胸と顎を斜め上方向に突き上げる。両腕は斜め下方向（胸と反対の対角線上）に引っ張り、首～お腹にかけてぐっと体を反らした状態を 10秒間キープする。

※❶～❷を2回から3回繰り返す

あちこちへ連鎖していくことが多いから、大なり小なり心身の不調が現れてくる可能性が高い。

何度も述べてきたように、人体は全体が協調して働いているものだ。筋肉の緊張や硬直によって、血管が圧迫され血流が滞る。筋肉が緊張したままの状態では副交感神経のスイッチが入りにくいから、リラックスして緩めることもままならず、自律神経のバランスは乱れやすくなる。姿勢を整えることは、美容や足腰の痛み予防にとどまらず、生涯にわたって「病院にも薬にも頼らなくて済む体」を作るための、大切な要素なのである。

まずは自分の今の健康状態をチェック

以上『「未病」図鑑』の10の行動指針から7つを選んで紹介したが、まずはみなさんひとりひとりが自分の体や健康状態に関心を持っていただきたい。

毎日１００％のパフォーマンスで活動できているか？　と自分に問うてほしい。もしそうでないとしたら、それを阻害している「なんとなく不調」がどこから来るものなのかを考えてほしい。「なんとなく不調」は自分の体が発しているＳＯＳなのだ。体のＳＯＳに耳を傾け、不調の原因を突き止め、改善していけば、結果として新型コロナ感染症に対する予防にもつながるのである。

騒音のなかでは小さな声は聞こえない。自分の体が発している声を聞くには、耳を澄ます必要がある。それが普段から「自分の体調を万全にしておく」ということである。体調が万全であれば、少しでも異変が起きたならばすぐに感づく。もし基礎疾患があれば、放っておかないできちんと治療すべきである。

新型コロナウイルス感染症は、いつ、どんな形で収束するのか予測がつかない。それだけに、もし少しでも体調不良があったらすぐに保温と保湿をして休養することだ。「ちょっと風邪っぽい」というときに、無理して仕事に出かけるなどということは、決してしてはならない。

ステイホームで健康になった人、不健康になった人

今回の新型コロナウイルスで、最初の緊急事態宣言が発令されて1年以上になる。人々の生活様式はかなり変わった。ステイホームにより、通勤が減って働く時間や働き方も自分でコントロールするようになった。この期間、健康になった人と不健康になった人と大きく2つに分かれたように思う。

健康になったのは、自分のペースで仕事ができるようになった分、規則正しい生活にして、外食しなくなり自宅で健康を意識した食事をするようになった人である。また、こうした人は、スポーツクラブに行くのをあきらめて、オンラインのアスレチックコースを取ったり、散歩に時間を割いたりするようになった。その結果、内臓脂肪が減り、筋肉量が増えた人も多い。

一方で不健康になった人もいる。新型コロナに感染するのが怖く、外出を控え、通勤もなくなったために、極端に運動量が減った人のなかには、定時に会社に行く習慣が失われると、ついつい生活も不規則になってしまったケースが少なからずある。

こうした人の場合、夜は外食ができないために、かえって家でアルコールを飲む量が増え、その結果、体脂肪が増えて筋肉量が減り、極端な場合には若くてもフレイル症候群で、運動すると息切れをするようになり、気分も沈んでくるという、不健康への一本道を邁進《まいしん》してしまったのである。

これは決して大袈裟に述べているのではない。実際に診療した人たちからうかがい知ったことである。ステイホームで不健康になった人の例は、生活が不規則になって気分も沈んで不眠となり、漢方外来を受診するという典型的なケースと言ってよい。

漢方では心と体はひとつ（心身一如）と考えるので、体の衰えと精神的な落ち込みがお互いに影響を与え合うと考える。私が診療したステイホームに端を発する不調を訴えた患者さんは数えられるほどであるが、全国では相当な数に上っているはずである。

「正しく恐れる」とは、積極的な健康習慣を身につけること

前述の行動指針をすべて実践しようとすると、いささかハードルが高いと思う。まずは今ある状態を分析（自分の体の声を聞くこと）して、現在の健康状態よりも「もっといい状態を作る」ように努力することを薦めたい。

先に掲げた7つのポイントは、現代的な「養生」の勘どころだから、1つでも2つでも実践していただきたい。自分に必要だと思ったことや興味を持ったことからスタートして続けることだ。長く実践していけば必ず効果が現れる。

どこから始めていいかわからない人に薦めているのは、「まずは規則正しい生活をする」ことである。時計遺伝子をきちんと作動させ、決まった時間に起き、決まった時間に就寝する。就寝前30分~1時間半前にぬるめのお風呂に少し長い時間入浴し、副交感神経優位にすることをお薦めしたい。

次に実行してほしいのは、日光を浴びながらの散歩である。日光を浴びることは、免疫を向上させるビタミンDを産生するとともに、運動で筋肉をつけることで体温が上昇し、ウイルスが増殖しにくい体を作る。

また、運動による血流改善で、リンパ球が体内をくまなく循環できる。景色を楽しみながらの散歩でリラックスすることは副交感神経を活性化し、リンパ球のパトロールを促進する。いいことだらけなのだ。

もうひとつ重要なことは、「マイナス要因を作らない」ことだ。ストレス、冷え、暴飲暴食、睡眠不足、いびつな姿勢……生活習慣のなかでこうした健康を損なう要因を避けることを心がけてほしい。

その際、「すべてを完全にできないと意味がない」という完全主義にとらわれてはいけない。ときどき少し緩くなったり、挫折《ざせつ》気味になったりしても、長期的に生活習慣を改善していくことが大切なのだ。ひとつひとつ実践していくことで、「漢方で新型コロナから体を守る」ために、生体防御能の底上げを図ることが可能になる。

今回の新型コロナウイルスを乗り切ったとしても、新興感染症は今後も繰り返される。次、またその次も必ずあるのだから、日々、心身を最高の状態に近づけるように努力することが重要である。

漢方には『傷寒論』をはじめ2000年にも及ぶ感染症との闘いの知恵があり、人体の持つ生体防御能を最大限に引き出すことができる。抗ウイルス薬との併用も、抗インフルエンザ薬との併用も可能である。

コロナ禍では「正しく恐れる」ことの必要性が繰り返し言われるが、「正しく恐れる」とはじっと家にこもっていることではなく、積極的に免疫を上げる生活習慣を身につけることである。

万一、感染してしまった際に漢方が十分に効果を発揮できる体の状態にするためにも、日ごろから万全の体調を保つような生活習慣を心がけていただきたい。

コラム

健康は他人任せでは得られない

本書で繰り返し述べてきたように、漢方治療は生体防御能を最大限に引き出し、私たちの体が持つ自己治癒力を後押しするものだ。

漢方では診療の一環として生活指導もするのはそのためだ。薬を服用してもらい、通院のたびに様子を見ながら、食生活や睡眠、仕事のことなど日常の生活について話を聞き、さまざまな指導や助言をする。少し運動をすれば解決するとか、少し食べるのを控えれば解消する症状なら、指導だけして薬を出さないこともある。

ただ、それに素直に従ってもらえるとは限らない。患者さんのなかには、医者や薬は病気を治して当然と考える人もいる。

たとえば、「湿疹で悩んでいる」という患者さんに問診して、甘いものを食べたときに悪化するとわかった場合、漢方医が「甘いものを控えてください」と言うと、反発する患者さんがいる。

「甘いものを控えたら治るというのなら医者にかかる必要はない。甘いものはやめられないけど湿疹は治して欲しい」「時間とお金を使って通っているのだから、何とかするのが医者ではないのか」と考える人は少なからず、いる。

現代人は、暑さ寒さをしのいで、空腹を満たせるだけでは満足できない。自分の好みに合った、より快適な生活を求めているようだ。豊かな生活を満喫することが当たり前で、がまんすることは不遇だと感じてしまうのが現代の日本人なのかもしれない。

しかし、少し運動をすれば解決するとか、少し食べるのを控えれば解消する問題であるにもかかわらず、それを怠って医者や薬に頼るのは、やはりおかしい。

健康を他人任せにせず、自分で管理する――考えてみれば当たり前のことだ。

生活習慣病だけでなく、多くの病気は健康なときに予防しておけばリスクを下げられる。症状が現れてから医者にかかっても、簡単に治る病気ばかりではない。

がんであれ認知症であれ、発病するまでは何十年という時間がかかる。こうした病気の背景に、若いころからの生活習慣があることはわかっているのに、不摂生をやめられないのが昨今の日本人なのだろう。


分業することで効率化して豊かになったのが現代の産業社会だが、自分の健康まで分業化して医療者に任せてしまったのでは、健康の維持はおぼつかない。

コロナ禍は、現代人がそうしたことを思い起こす機会になるのではないかと思う。

第4章

もしも後遺症が残ってしまったら

徐々にわかってきた後遺症の恐ろしさ

日本では未だに「新規感染者数をいかに抑えるか」が喫緊の課題である一方で、問題になりつつあるのが新型コロナウイルス後遺症である。海外では「ロング・コヴィッド(long COVID)」と呼ばれることも多いが、その用語に関しても未だ統一されていない。

それでも徐々に実態が明らかになりつつある。

ロンドン大学ほかによる査読前情報公開の論文ではあるが、全世界56ヵ国の3762人を対象とした調査によると、90日以上にわたり、何らかの症状があった人は96%もあり、症状も多岐にわたっていて、66の症状が挙げられていた。このなかには現在問題になっている脱毛は含まれていないので、実際の後遺症の種類はもっと多いことが予想される。

もっとも多かったのが倦怠感、運動時の疲労、認知機能の障害であった。衝撃的だったのは、45・2%の人たちが、7ヵ月経っても「発症前のように働くことができない」

と答えていたことである。

同じく米国ノバルティス社を含む国際研究協力機関による査読前情報公開の論文では、多数の論文を系統的に分析するメタ解析（もっとも質の高い根拠とされる分析研究）を行っている。

その解析には合計４万７９１０人の患者が含まれ、フォローアップ期間は、発症後14日から１１０日であるが、80％が１つ以上の長期症状を発症したと推定された。多かった5つの症状は、倦怠感（58％）、頭痛（44％）、集中力低下（27％）、脱毛（25％）、呼吸困難（24％）だが、症状は少なくとも50以上の多岐にわたっている、と報告されている。

新型コロナウイルス感染症の主な病変部位は肺なので、呼吸器に関する後遺症である咳、痰、呼吸困難、運動時の疲労などは十分予想できる。たとえば体外式膜型人工肺（ＥＣＭＯ）が必要なほど重症な肺炎を起こした患者さんでは、肺に炎症とその痕跡が残り、咳や呼吸困難が長期間続くことは予測される。

しかしそこまで重症ではない患者さんも、「ブレインフォグ（脳の霧）」と呼ばれる集中力の低下や認知機能障害などの脳の症状が残ったり、味覚障害、嗅覚障害、脱毛といった症状を長く呈したりしている。これは新型コロナウイルスの受容体が体内の各所に存在し、多彩な後遺症を残すことを物語っている。

不気味なのは、後遺症が残るかどうかは感染の重症度とは関係がないことだ。軽症者、ときにはほとんど症状がない人でも重い後遺症に長期間苦しむ方がいる。軽症だからといって安心できないところに、このウイルスの恐ろしさがある。

後遺症の漢方治療

わが国でも、国立国際医療センターがまとめたデータがある。それによると、コロナウイルス感染症から回復した一部の患者に、呼吸困難、疲労、咳、痰、嗅覚障害、味覚障害などの症状が120日以上続くことがあり、さらに回復した一部の患者では、遅れて脱毛を来す例があり、数ヵ月長引くことがあることが報告されている。脱毛症はほかのウイルス感染症でも見られるが、休止期脱毛症（成長期→対抗期→休止期からなるヘアサイクルが一斉に休止期になってしまう）が原因であると推察されている。

第1章でも触れた通り、私が診た後遺症の患者さんは2通りに分かれる。ひとつは、急性期から診療していて呼吸苦、咳、倦怠感、嗅覚障害などが長引いた患者さん。もうひとつは、急性期は乗り切ったものの、後遺症が残ったために大塚医院を受診した患者さんで、第3波になってから受診が目立ち始めた。

現在、治療中のケースも含めて具体的な例を挙げよう。

まずは58歳の女性の患者さんである。この方は2020年4月に発熱をして、新型コロナを自分で疑い、PCR検査を希望したが、当時は検査体制が非常に混乱していて検査を受けることができなかった。発症から5日目に大塚医院に電話をしてきたときは熱のほか、咳と呼吸困難があった。また、濃厚接触した人が新型コロナ感染症を発症して入院したという。

時間経過から推測するに、新型コロナ感染症の可能性が濃厚である。この方には「柴《さい》葛解肌湯《かつげきとう》」を5日間処方するとともに、パルスオキシメーターを送り、体温と酸素飽和度の記録を毎日、電話かメールするようにお願いした。

漢方を飲んで3日目には解熱し、呼吸苦も軽減した。5日服薬したところで微熱となり、痰が少し残るくらいになった。その後、「柴胡桂枝湯《さいこけいしとう》」を5日間処方して、これで順調に回復するかと考えていた。

しかし、その後の経過が思わしくなかった。倦怠感の発作が突然起こるという。熱は平熱よりも少し高い程度で、正常である。呼吸困難、咳はない。漢方薬を「補中益気湯《ほちゅうえっきとう》」に変更して、結局さらに5週間の処方が必要であった。完全に回復するまでに45日かかったことになる。

嗅覚障害が長引いた例もある。第3波で診療した方は、PCR陽性で新型コロナウイルス感染症と診断されたときから、熱と咳、嗅覚障害があった。「藿香正気散《かっこうしょうきさん》」の服薬

３日で解熱し、徐々に咳も止まった。しかし嗅覚障害が残り、「**補中益気湯**」を処方したが、嗅覚障害は結構しつこく残った。結局、完全に戻るまで漢方治療を続けてトータル６週間を要した。

第３波では後遺症から診療するケースも増えてきた。ある男性患者は発症者の濃厚接触者で、発熱と咳、呼吸困難が出現し、ＰＣＲ検査を３回施行したが、一度も陽性になっていない。しかしＣＴ上では、新型コロナウイルス感染症に特有の間質性肺炎像があるという。

私に相談があったのは、発症から３週間が経過していたときで、微熱、咳、呼吸困難が残っていた。ＰＣＲ検査の陽性適中率は発症時でも６割、ピーク時でも８割といわれているので、ＰＣＲ陰性だったことには驚かないが、３回とも陰性というのは少し意外だった。大塚医院を受診したときは発熱してから３週間後で、37度の微熱が残り、少し喋ると咳込むという状態で、会話を続けるのも困難であった。この「空咳」は新型コロナに伴う間質性肺炎の特徴である。間断なく続く空咳で、酸素飽和度も95~96%だったので、治療には半年くらいかかるかもしれないと伝えた。「**補中益気湯**」と「**麦門冬《ばくもんどう》湯《とう》**」のエキス剤を1ヵ月飲んでもらったが、咳は取れない。渡したパルスオキシメーターでの酸素飽和度は1ヵ月後も96%。「**補中益気湯**」と「**麦門冬湯**」の煎じ薬に変更して、2週間飲んでもらったら、咳はかなり楽になっているとのこと。微熱も取れた。さらに4週間飲んでもらったところ、咳はおさまり、肺の所見もすっかり改善したという嬉しい知らせを頂戴した。

そのほか、ブレインフォグの患者さんもいた。この患者さんはPCR陽性になったものの、発熱、咳などの症状がほとんどなく、順調に回復するかと思っていたら、突然の倦怠発作とめまいを起こすようになった。何かをじっと見ていると急に電池が切れたように突然酔ったような状態になり、起きていられなくなった。受診時は、発作が怖くて一日中横になっている状態だ、という。

診察をすると腹部動悸が激しい。腹部動悸は交感神経が過緊張している状態を表しており、漢方ではこういうときには「**桂枝加竜骨牡蛎湯**《けいしかりゅうこつぼれいとう》」という薬を処方する。一週間で効果はてきめんで、倦怠感の発作が軽減し、起きていられるようになった。

この患者さんは２週間で外出ができるくらいに回復した。その後も「一点を見ると酔ったような感覚がある」ということで「**釣藤散**《ちょうとうさん》」という漢方薬に変更した。13週の服用でめまいはすっかり取れ、日常生活はほぼもと通りに送れるようになった。

後遺症のなかでも脳の認知機能が障害される報告は多い。ワシントン大学の報告では、ブレインフォグは２％の人に見られ、筋痛性脳脊髄炎／慢性疲労症候群の症状と考えられている。

筋痛性脳脊髄炎／慢性疲労症候群では、長期間疲労感が続き、全身の脱力などによって日常生活が送れない。少し動いただけで寝込んでしまうことがある。不眠、記憶障害、集中力障害など実にさまざまな症状を呈する。原因は不明だが、風邪症状に続いて起こることがあるので、ウイルス感染が原因になると考えられている。

新型コロナウイルス感染症後のブレインフォグに関しても、受容体であるＡＣＥ２は脳内に幅広く分布し、感染した部位によって多彩な症状を呈するものと思われる。

神経の回復には時間がかかるが、漢方で辛抱強く治療していくうちに克服できるものと期待している。体表のあちこちに神経痛が残った方もいたが、これも筋痛性脳脊髄炎／慢性疲労症候群の症状のひとつと考えられた。「**補中益気湯**」に「**牛車腎気丸**《ごしゃじんきがん》」を合わせた煎じ薬を１ヵ月飲んでもらい、すっかり痛みも取れた。

後遺症の漢方治療も多岐にわたる

このように見ても後遺症は非常に多岐にわたっていることがわかる。後遺症に関しては、世界でもまだ注目し始めたところである。今後次々と論文が発表され、発症の仕組みも明らかとなり、治療法も見つかってくることが期待される。

その一方で、呼吸困難、疲労、咳、痰、嗅覚障害、味覚障害などの主な後遺症に関しては、日ごろから漢方外来でよく診療する訴えでもある。それが新型コロナ感染症の後遺症であろうとなかろうと、漢方治療は患者さんの体質や症状（「証」）に対してアプローチするものだから成立するのである。

病因が明らかになれば、ピンポイントの西洋医学の治療が奏効するが、漢方の場合には、全身状態を改善することで、結果的に部分が治っていく、という考えでアプローチする。

後遺症の治療には第1波のときから当たっているが、最近特にクローズアップされるようになってきた。長期にわたって後遺症に苦しむ方は、実際に数多いと思われ、漢方治療を試すのも手だと考える。

ちなみに、前述した一般社団法人〈漢方産業化推進研究会〉の『新型コロナウイルス感染症（COVID-19）に対する未病漢方活用法』には、代表的な後遺症に対する漢方治療の例が掲載されている。これはあくまでも参考程度であり、感染初期の治療、予防と同じく、後遺症の治療も専門家の目が必要である。漢方に詳しい医師・薬剤師に相談の上、漢方治療を行ってほしい（https://kampo-promotion.jp/topics/2020/04/20200430105026.html 漢方産業化推進研究会版「新型コロナウイルス感染症（COVID-19）に対する未病漢方活用法」）。

「漢方で新型コロナから体を守る」ために

以上、感染症の歴史とそれに対する漢方治療の歴史、そして感染症に対する漢方治療の戦略、具体的な予防法、感染初期の対応、後遺症に対する治療について述べてきた。

過去にも天然痘やペスト、幕末のコレラなど、漢方が対峙《たいじ》してきた感染症は数多くあるが、今回の新型コロナは実に巧妙なウイルスである。

ＳＡＲＳ、ＭＥＲＳは同じくコロナウイルス感染症であるにもかかわらず、今回の新型コロナ感染症ほどは広がらずに収束している。この両者は致死率が高かったが、感染力が強くなるのは症状が顕著になってからなので、発症した患者さんを即座に入院隔離すれば感染拡大を防ぐことができた。

しかしながら、今回の新型コロナ感染症は潜伏期間が長く、無症状者もいる。感染力は発症前からあり、無症状者、または軽症者が感染を拡大する。

発熱がなくても肺胞で急速に肺炎を起こして呼吸不全に陥ることがある。長い潜伏期間の間に、気道のいちばん奥深くにあり酸素交換をしている肺胞で増殖し、無症状のままで肺炎を起こすからである。それ故に熱の程度ではなく、酸素飽和度でしか重症化を予測できない。さらに新型コロナウイルスの受容体（ＡＣＥ2）は呼吸中枢の橋や延髄にも豊富に発現していて、感染により呼吸抑制をすることも指摘されている。

突然死のもうひとつの原因として指摘されているのが血栓症である。生体の炎症反応が過剰になり、サイトカインストームを起こす。それに加えて、好中球細胞外トラップ（１０９ページ参照）により、血栓ができやすくなる。ウイルスそのものが血管を攻撃する機序も考えられる。これらにより、心筋梗塞、脳梗塞のほか、いろいろな部位で動脈、静脈の血栓症を引き起こす。感染症状が治り、無事に乗り切ったとしても、さまざまな後遺症が残る可能性もある。実に巧妙で厄介なウイルスなのである。こうした多彩な症状や病気のステージに応じて、漢方治療も実にたくさんの薬を使い分ける必要がある。

冒頭に「新型コロナに対する漢方薬はない」と述べたが、これは現代では理解されにくい表現であろう。現代医療が「病名をつけて、その原因を正して治癒に導く」というアプローチを取るのに対して、漢方治療は「生体のシステムを利用して、結果として治癒に導く」という発想だからである。

これは一般的な漢方治療全般にも言える。たとえば雨が降る前に頭痛になる患者さんには、全身の水の代謝を改善することで、結果として頭痛が改善する。同じ頭痛でも「証」によって異なる漢方薬を使い分けるので、「頭痛に効く漢方薬」は存在しないのである。

このことは強みでもあり、弱みでもある。強みとしては、相手がどのような病原体であろうと、治療原則が変わらないことである。ウイルスが変異しても対応可能である。ウイルスを相手にしているわけではないので、耐性ウイルスは作らない。

一方、弱みとしては、特異的な特効薬ではないので、限界があることだ。また、医師に適確に「証」を見極める能力があるかどうかも問われる。

しかし、病因に直接作用する西洋薬と、生体のシステムを改善する漢方薬は相反するものではなく、今後、新型コロナウイルス感染症の特効薬が開発されても、漢方治療との併用は十分あるだろう。実際に抗がん剤と漢方治療の併用は、日常的に行われている。アプローチは違うけれども、両者を併用することで、治療効果を高め、副作用を軽減することが可能である。

漢方薬を賢く活用するとともに、第3章で紹介した7つの行動指針と、その出典である『「未病」図鑑』を参考に、日々の生活のなかで、少しでも免疫を高める生活を心掛けてほしい。

新型コロナ感染症に備えて健康習慣を身につけることは、実はほかの病気を防ぐことにもつながる。事実『「未病」図鑑』は新型コロナ感染症と無関係に執筆したものである。

新型コロナウイルスの出現によって、世界中が従来の生活様式の見直しを迫られた。さまざまな日常が不自由になったことでマイナスのイメージが強いのだが、これを機に、真の健康を手にするような生活習慣を身につければ、あのとき新型コロナ対策として、自分の健康を真剣に考えてよかった、と振り返ることができるだろう。

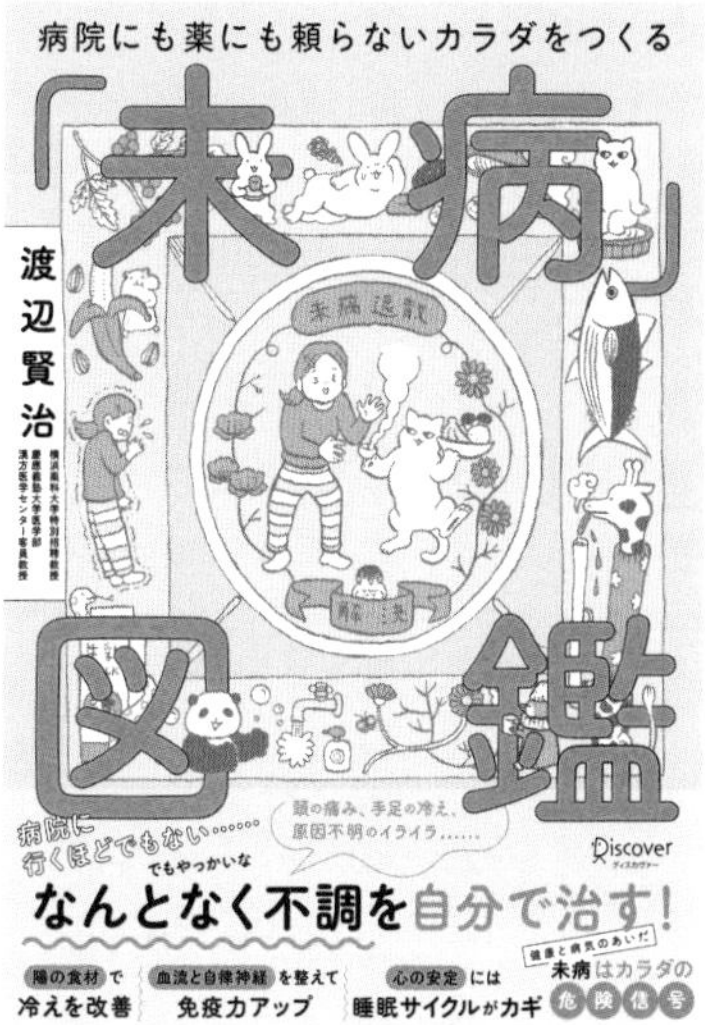

『「未病」図鑑』　渡辺賢治著
発売／ディスカヴァー・トゥエンティワン
定価／ 1760 円

おわりに

本書は2020年11月1日に東京都医師会館において、〈日本臨床漢方医会〉主催の市民公開講座「漢方で新型コロナからカラダを守る」で講演した内容を元にしています。講演を聴講くださったブックマン社の小宮亜里さんから出版の話を頂戴し、執筆したものです。

修琴堂大塚医院では、決して感染症を多く診ているわけではありません。胃腸虚弱、頭痛、月経困難症、にきびなどの日常よくある疾患のほか、がん、膠原病などの難治性の疾患の患者さんも数多く診療しています。

漢方は『傷寒論』に始まり『傷寒論』に終わると言っても過言ではありません。私も医学部の学生時代から『傷寒論』で漢方の真髄を学んできました。

本書でも触れた通り『傷寒論』は、急性熱性の消化器感染症（腸チフスと目されている）の治療について、きわめて実践的に書かれた約1800年前の医書です。この書物では、患者さんの病状の細かい観察により、変化する「証」を捉え、それに応じた漢方薬が選択できるように手引きされており、古来、最高の治療書と呼ばれています。

『傷寒論』に記された治療原則は、インフルエンザのようなウイルス呼吸器感染症や、ノロなどのウイルス消化器感染症などにも応用できます。

細菌感染症の治療とウイルス感染症の治療を同じ土俵で捉えていいのか、というのは西洋医学の発想です。ここまで本書をお読みいただいた読者の方にはおわかりいただけたと思いますが、漢方治療は、ウイルスや細菌などの病原微生物を見て決めるわけではなく、こうした相手と闘っている体の状態を見て、適切な時期に、適切な援軍をどう体に送り届けるのかを眼目としています。

その延長には慢性疾患もありますが、つねに生体のシステム全体を見て、いつどのような薬を届ければ全体が改善して、部分が修復するか、を考えるのが漢方治療の本質なのです。


感染症の治療の教科書は『傷寒論』だけではなく、『温疫論《うんえきろん》』『温熱論《うんねつろん》』『温病条弁《うんびょうじょうべん》』など、すぐれた書物がたくさんあります。「温病」というのは悪寒が強くなく、いきなり熱が出る病態です。治療理論の細かい点は異なっていても、病と闘う生体反応を正確に捉え、必要な薬をタイミングを逃さずに体に届ける点は共通であり、用いる薬はその病態に合ったものになります。

今回の新型コロナウイルス感染症に対しても、必ずしも『傷寒論』の処方にはこだわりません。大塚医院の初代院長の大塚敬節が残してくれた、感染症との闘いの記録も大変に参考になります。

国際学会やＷＨＯの活動などを通じて、私には中国、韓国、台湾などに伝統医療の専門家の友人が多数います。第1章の最後に書いたように、２０２０年2月の時点で、そうした仲間たちが必死で新型コロナと闘っている様子を直接聞く機会がありました。

武漢の新型コロナ病院の陣頭指揮をしたのは、第一薬科大学の柴山周乃《しばやまちかの》教授の恩師である、天津中医薬大学の張伯礼《ちょうはくれい》学長です。張学長の話をオンラインで聞く機会を2度いただきました。「**清肺排毒湯**《せいはいはいどくとう》」の治療例について聞いたのもこのころです。

3月に入り、大塚医院としてどのような対応ができるかを考え、まずは、マスク、アルコールの確保から始めました。論文を読み漁っていると、今回の新型コロナ感染症はかなり特殊であり、無症状のままＣＴで肺炎像を呈する場合もあるということがわかりました。そこで、パルスオキシメーターを数台用意しました。

日中韓台の有識者でまとめた各国のガイドラインから、「**清肺排毒湯**」と「**藿香正気散**《かっこうしょうきさん》」はあらかじめ準備しておこうと、入手しにくい生薬の確保に奔走しました。中国の友人、台湾の友人からたくさんの助言と援助を頂戴しました。

韓国でも〈大韓韓医師協会〉（The Association of Korean Oriental Medicine: AKOM）が新型コロナ感染症に対応する遠隔診療を立ち上げ、感染者数の19％の治療を担ったと報告しています。

台湾では〈台湾国家中医薬研究所〉の蘇奕彰《そえきしょう》所長が陣頭指揮に立って、伝統医療対応のガイドラインを作成し、その後新薬を開発しました。「**清冠一号**《せいかんいちごう》（RespireAid 台湾清冠一号 NRICM101）」です。幸か不幸か、台湾はITを駆使して新型コロナ感染症の封じ込めに成功したため、臨床試験は進んでいませんが、基礎研究の論文はすでに報告されています（このあとがきを書いている5月の時点で、台湾の感染拡大を受け、臨時薬品許可証が承認される、というニュースが入ってきました）。

こうした情報を得ながら、漢方治療である程度の防衛線は張れると考えていたところで、第1章で書いた最初の患者さんの治療に当たりました。まさに漢方のセオリー通りの効果が得られ、その時点で「漢方治療である程度いける」という確信を持ったのです。
もちろん私が診る患者さんは自宅待機が可能な軽症の方です。中等症以上の患者さんに漢方だけで対応するのは無謀と言えるでしょう。

しかし、初期段階で漢方を使うことで、重症化が防げれば医療崩壊を防げます。ウイルスは時間単位で増殖するので、早ければ早いほどいい。それでもいつ急変するかわからないので、毎日連絡を取りながら、入院のタイミングを逃さないように細心の注意を払わなければならないので、神経をすり減らします。それでもよくなって笑顔が戻れば、それがいちばんの喜びです。

第1波のときに、私自身が濃厚接触者として自宅待機になったことがありました。時間ができたので、新型コロナに関する論文を読み漁ったほか、デフォーの『ペストの記憶』、カミュの『ペスト』などを読み、映画『コンテイジョン』を観ました。

特に『ペスト』は人間ドラマとしても読み応《ごた》えがありました。一開業医としては、目の前の患者さんに全力を尽くすことしかできない。主人公リウーのように、治療を求める患者さんに、最善の漢方治療を行ってきたし、これからもそうしていくしかできません。

最後に執筆のお手伝いをしていただいた五反田正宏さんに感謝して稿を終えたいと思います。

39. WHO solidarity Trial Consortium. Repurposed antiviral drugs for Covid-19 — Interim WHO solidarity trial Results. NEJM 2021; 384: 497-511.
40. Xiao JZ,et.al. Effect of probiotic Bifidobacterium longum BB536 in relieving clinical symptoms and modulating plasma cytokine levels of Japanese cedar pollinosis during the pollen season. A randomized double-blind, placebo-controlled trial. Investig Allergol Clin Immunol. 2006;16:86-93.
41. Yoshino T, et.al. The use of maoto (Ma-Huang-Tang), a traditional Japanese Kampo medicine, to alleviate flu symptoms: a systematic review and meta-analysis. BMC Complement Altern Med. 2019;19:68.

β 2-adrenergic receptors. J Exp Med. 2014; 211:2583-98.
25. Nishimura K, et.al. Evaluation of oxygen radical absorbance capacity in Kampo medicine. Evid Based Complement Alternat Med 2011; 2011: 812163.
26. Ren W, et.al. Research progress of traditional Chinese medicine against COVID-19. Biomed Pharmacother. 2021;137:111310.
27. Schulman CI, et.al. The effect of antipyretic therapy upon outcomes in critically ill patients: a randomized, prospective study. Surg Infect. 2005;6:369-75.
28. Shi N, et.al. Association between early treatment with Qingfei Paidu decoction and favorable clinical outcomes in patients with COVID-19: A retrospective multicenter cohort study. Pharmacol Res. 2020;161:105290.
29. Stefano GB, et.al. Selective neuronal mitochondrial targeting in SARS-CoV-2 infection affects cognitive processes to induce 'brain fog' and results in behavioral changes that favor viral survival. Med Sci Monit. 2021 Jan 25;27:e930886.
30. Suzuki.K, et.al. Adrenergic control of the adaptive immune response by diurnal lymphocyte recirculation through lymph nodes. J Exp Med. 2016; 213:2567-2574
31. Takanashi K, et.al. Hochuekkito, a Japanese Herbal Medicine, Restores Metabolic Homeostasis between Mitochondrial and Glycolytic Pathways Impaired by Influenza A Virus Infection. Pharmacology, 2017; 99:240-249.
32. Takanashi K, Dan K, et.al. The preventive effect of the traditional Japanese herbal medicine, Hochuekkito, against influenza A virus via autophagy in vitro. Pharmacology, 2017; 99:99-105.
33. Tsai. K-C, et.al. A traditional Chinese medicine formula NRICM101 to target COVID-19 through multiple pathways: A bedside-to-bench study. Biomed Pharmacother. 2021;133:111037.
34. Ueki H, et.al. Effectiveness of face masks in preventing airborne transmission of SARS-CoV-2. mSphere, 2020;5: e00637-20.
35. Wang C, et.al. Oseltamivir compared with the Chinese traditional therapy Maxingshigan-Yinqiaosan in the treatment of H1N1 influenza: A Randomized Trial. Ann Intern Med 2011; 155: 217-25.
36. WHO COVID-19 Global literature on coronavirus disease https://search.bvsalud.org/global-literature-on-novel-coronavirus-2019-ncov/
37. WHO COVID-19 Clinical management Living guidance 25 January 2021 https://www.who.int/publications/i/item/WHO-2019-nCoV-clinical-2021-1
38. WHO Expanding of our understanding of the post COVID-19 condition.

(Traditional Japanese Herbal) medicine, Hochuekkito. Pharmacology, 2018; 101:148-155.
11. Davis HE, et.al. Characterizing long COVID in an international cohort: 7 months of symptoms and their impact. medRxiv 2020 Dec.27; https://doi.org/10.1101/2020.12.24.20248802.
12. Del Rio C, et.al. Long-term Health Consequences of COVID-19, JAMA. 2020;324:1723-1724.
13. Jan J-T, et.al. Identification of existing pharmaceuticals and herbal medicines as inhibitors of SARS-CoV-2 infection. PNAS 2021 Vol. 118 No. 5 e2021579118.
14. Kobayashi N, et.al. Human Herpesvirus 6B greatly increases risk of depression by activating hypothalamic-pituitary -adrenal axis during latent phase of infection iScience. 2020; 23:101187.
15. Kurokawa M, et.al. Effect of interleukin-12 level augmented by Kakkon-to, a herbal medicine, on the early stage of influenza infection in mice. 2002;56:183-8.
16. Kwon S, et al. The role of Korean Medicine in the post-COVID-19 era: an online panel discussion part 1 - Clinical research. Integr Med Res 2020;9:100478.
17. Lopez-Leon S, et.al. More Than 50 long-term effects of COVID-19: A systematic review and meta-analysis, medRxiv 2021 Jan 30;2021.01.27.21250617. doi: 10.1101/2021.01.27.21250617. Preprint
18. Lukiw WJ, et.al. SARS-CoV-2 Infectivity and neurological targets in the brain. cellular and molecular neurobiology,.2020;25:1-8
19. Luo H, et.al. Can Chinese Medicine Be Used for Prevention of Corona Virus Disease 2019 (COVID-19)? A review of historical classics, research evidence and current prevention programs. Chin J Integr Med 2020; 26, 243-250.
20. Masui S, et.al. Maoto, a traditional Japanese herbal medicine, inhibits uncoating of influenza virus, Evid Based Complement Alternat Med. 2017;2017:1062065.
21. Miyazato Y, et.al. Prolonged and Late-Onset Symptoms of Coronavirus Disease 2019. Open Forum Infectious Diseases 2020.
22. Mori K, et.al. Effect of Hochu-ekki-to (TJ-41), a Japanese herbal medicine, on the survival of mice infected with influenza virus. Antiviral Res. 1999;44:103-11.
23. Munakata K, et.al. Microarray analysis on germfree mice elucidates the primary target of a traditional Japanese medicine Juzentaihoto: acceleration of IFN-α response via affecting the ISGF3-IRF7 signaling cascade. BMC Genomics. 2012; 13: Article number 30.
24. Nakai A, et.al. Control of lymphocyte egress from lymph nodes through

書籍

1. アルベール・カミュ著　宮崎嶺雄訳『ペスト』新潮文庫　1969　新潮社
2. 池上彰、増田ユリア『感染症対人類の世界史』ポプラ新書　2020　ポプラ社
3. 石弘之『感染症の世界史』角川ソフィア文庫　2018　KADOKAWA
4. 大塚敬節『漢方診療三十年』1959　創元社
5. 大塚敬節『臨床応用 傷寒論解説』1966　創元社
6. 大塚敬節、矢数道明、清水藤太郎（矢数道明、大塚恭男改訂編著）『漢方診療医典』2001　南山堂
7. 武村政春『ヒトがいまあるのはウイルスのおかげ』 2019　さくら舎
8. 高橋道史『浅田流漢方診療の実際』1997 医道の日本社
9. ダニエル・デフォー著　武田将明訳『ペストの記憶』2017　研究社
9. 渡辺賢治『漢方薬使い分けの極意　マトリックスでわかる！』2013　南江堂
10. 渡辺賢治『病院にも薬にも頼らないカラダをつくる「未病」図鑑』 2020　ディスカヴァー・トゥエンティワン

論文

1. 渡辺賢治ら『新型コロナウイルス感染症（COVID-19）に対する漢方の役割』医事新報　2020;5008:44-52.
2. 渡辺賢治ら『清肺肺毒湯による新型コロナ感染症の治療経験』漢方の臨床 2020; 67: 785-790.
3. 渡辺賢治『ウイルス感染症に対する漢方治療』アンチエイジング医学 2020; 16:331-335.
4. 渡辺賢治『新型コロナ感染症（COVID-19）第 2 波に向けての漢方活用』薬事日報　2020 年 7 月 29 日号　2020;12339:4-5.
5. 渡辺賢治ら『漢方産業化推進研究会版「新型コロナウイルス感染症（COVID-19）に対する未病漢方活用法」』https://kampo-promotion.jp/topics/2020/04/20200430105026.html
6. 新型冠状病毒肺診療方案（試行第八版 修訂版）https://medsci-open-files.oss-cn-shanghai.aliyuncs.com/2021416/1618553466160_5296193.pdf
7. Carson G, et.al. Research priorities for Long Covid: Refined through an international multi-stakeholder forum. BMC Med. 2021;19:84.
8. Cinatl J, et.al. Glycyrrhizin, an active component of liquorice roots, and replication of SARS-associated coronavirus. 2003: Lancet. 2003: 14; 361: 2045-6.
9. Dan K, et.al. A Kampo (traditional Japanese herbal) medicine, Hochuekkito, pretreatment in mice prevented influenza virus replication accompanied with GM-CSF expression and increase in several defensin mRNA levels. Pharmacology. 2013;91:314-21.
10. Dan K, et.al.: Action mechanism of the anti-influenza virus active Kampo

著者プロフィール
渡辺賢治（わたなべけんじ）
慶應義塾大学医学部卒、医師・医学博士。慶應義塾大学医学部内科、東海大学医学部免疫学教室、米国スタンフォード大学遺伝学教室、北里研究所（現・北里大学）東洋医学総合研究所、慶應義塾大学医学部漢方医学センター長、慶應義塾大学環境情報学部教授を経て、1931 年に開設された漢方専門医院、修琴堂大塚医院院長に就任。日本内科学会総合内科専門医、日本東洋医学会漢方専門医。横浜薬科大学特別招聘教授、慶應義塾大学医学部漢方医学センター客員教授、WHO 医学科学諮問委員、WHO 伝統医学分類委員会共同議長、神奈川県顧問、奈良県顧問、漢方産業化推進研究会代表理事、日本臨床漢方医会副理事長等を兼ねる。

漢方で感染症からカラダを守る！

2021 年 8 月 24 日　　初版第一刷発行

著者	渡辺賢治
構成	五反田正宏
扉写真	藤田修平
本文デザイン	谷敦
イラスト	黒澤麻子
校正	櫻井健司
協力	西原啓史（順天堂日本合同会社）
	荘武璋　薛文卿（台湾順天堂製薬）
編集	小宮亜里　黒澤麻子
発行者	石川達也
発行所	株式会社ブックマン社
	〒 101-0065　千代田区西神田 3-3-5
	TEL 03-3237-7777　FAX 03-5226-9599
	ISBN 978-4-89308-943-4
	http://bookman.co.jp
印刷・製本	図書印刷株式会社